XINJI JIGAI DANBAI DE
LINCHUANG YINGYONG

心肌肌钙蛋白的临床应用

颜红兵　杨艳敏　霍　勇　主编

U0348758

中国环境出版社·北京

图书在版编目（CIP）数据

心肌肌钙蛋白的临床应用/颜红兵主编. -- 北京：
中国环境出版社，2013.4
ISBN 978-7-5111-1417-4

Ⅰ.①心 Ⅱ.①颜 Ⅲ.①心肌-肌钙蛋白-临床
应用-研究 Ⅳ.①R322.1

中国版本图书馆CIP数据核字(2013)第068282号

出 版 人	王新程
责任编辑	周　煜
责任校对	扣志红
装帧设计	彭　杉

出版发行　中国环境出版社
　　　　　　（100062　北京东城区广渠门内大街16号）
　　　　　　网　　　址：http://www.cesp.com.cn
　　　　　　电子邮箱：bjgl@cesp.com.cn
　　　　　　联系电话：010-67112765（编辑管理部）
　　　　　　发行热线：010-67125803，010-67113405（传真）

印　　刷	北京中科印刷有限公司
经　　销	各地新华书店
版　　次	2013 年 4 月第一版
印　　次	2013 年 4 月第一次印刷
开　　本	880×1230　1/32
印　　张	5.5
字　　数	150 千字
定　　价	28.00 元

编者名单

颜红兵　国家心血管病中心　中国医学科学院
　　　　阜外心血管病医院

杨艳敏　国家心血管病中心　中国医学科学院
　　　　阜外心血管病医院

霍　勇　北京大学第一医院

赵汉军　国家心血管病中心　中国医学科学院
　　　　阜外心血管病医院

刘　臣　国家心血管病中心　中国医学科学院
　　　　阜外心血管病医院

周　鹏　国家心血管病中心　中国医学科学院
　　　　阜外心血管病医院

杨　娜　河北省保定市第二医院

陈　艺　国家心血管病中心　中国医学科学院
　　　　阜外心血管病医院（学术秘书）

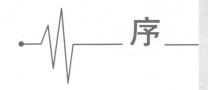 序

　　本书是根据《肌钙蛋白升高的临床意义（美国心脏学会2012年专家共识文件）》、《高敏心肌肌钙蛋白在急性冠状动脉综合征中的应用中国专家共识》和欧洲心脏病学会的《心脏急症时如何应用高敏肌钙蛋白》3个文件编写而成，旨在为各位同道在临床应用肌钙蛋白检测时提供帮助。

　　肌钙蛋白检测是诊断和治疗急性冠状动脉综合征的重要组成部分。过去17年，肌酸激酶同功酶作为诊断的金标准没有发生明显的变化，但是高敏肌钙蛋白检测对诊断急性冠状动脉综合征带来巨大冲击。心肌组织特异性地表达肌钙蛋白I和T，因此肌钙蛋白检测对急性冠状动脉综合征、尤其是非ST段抬高型心肌梗死具有诊断意义。此外，肌钙蛋白检测结果对施行经皮冠状动脉介入治疗也有指导作用。虽然肌钙蛋白检测的敏感性提高可以减少漏诊急性冠状动脉综合征，但是诊断敏感性提高不可避免地带来特异性下降，也为诊断带来挑战。

　　1. 什么是高敏肌钙蛋白检测？

　　免疫分析技术的快速发展和国际上采纳可追踪的肌钙蛋白校准标准，使得制造商可以开发和校准高分析灵敏度和精确度的肌钙蛋白检测方法。因此，现代心肌肌钙蛋白I例如

TnI-Ultra，检测范围可以跨越 4 个数量级（0.006 ～ 50ng/ml）
检测低至 0.006ng/ml 的血浆心肌肌钙蛋白水平。虽然心肌肌
钙蛋白 I 与心肌肌钙蛋白 T 的浓度在某种程度上相关，但是
在某一患者其数值可以明显不同，通常心肌肌钙蛋白 T 读数
会低一些。从 1995 年到 2007 年，TnI-Ultra 方法可检测到的
心肌肌钙蛋白最低浓度从 0.5ng/ml 降至 0.006ng/ml，分析敏
感性提高了 100 倍。显然采用现代高敏心肌肌钙蛋白检测方
法有可能在健康人群的血浆中检测出低水平心肌肌钙蛋白。
的确，设计高敏心肌肌钙蛋白检测方法就是基于它可检测到
正常个体的心肌肌钙蛋白。最新一代高敏心肌肌钙蛋白检测
方法能够在 >95% 的参考人群中检测到心肌肌钙蛋白。在正
常个体检测到心肌肌钙蛋白，使得迫切需要确定心肌肌钙蛋
白的临床决策范围。

　　2. 什么是肌钙蛋白检测阳性？

　　美国国家临床生化学会 2007 年发布的指南指出：临床
病史提示急性冠状动脉综合征，同时具有下述情况者可以考
虑与心肌梗死相关的心肌坏死：临床事件 24h 内至少一次心
肌肌钙蛋白浓度高于正常对照组第 99 百分位（最佳精确度定
义为总体变异系数 <10%）。该指南为确定肌钙蛋白"阳性"
结果的确定范围提供了一个框架。基于第 99 百分位这一原则，
几个高敏心肌肌钙蛋白检测方法的肌钙蛋白确定范围可以在
0.01ng/ml。这就可以早期识别急性冠状动脉综合征患者，可
以较早地实施经皮冠状动脉介入治疗。然而，虽然诊断心肌
梗死的临床敏感性提高，但是提高分析敏感性的代价是特异

性降低，结果给临床医师在临床诊断上带来了附加的挑战。

3. 肌钙蛋白检测对急性冠状动脉综合征的特异性

采用第 99% 百分位作为心肌肌钙蛋白阳性的界限值并不意味着 1% 的人群有心肌损害。相反，这一界限值只是对那些急性冠状动脉综合征预检测概率高的患者有用。临床医师必须结合病史、心电图和心脏影像学来解释心肌肌钙蛋白结果，从而做出正确的诊断。在急性冠状动脉综合征预检测概率低的情形下，肌钙蛋白阳性可以提示但是并非一定提示冠状动脉事件。然而，避免医疗事故诉讼的压力迫使许多医师对急性冠状动脉综合征预检测概率非常低的患者应用包括心肌肌钙蛋白在内的全套实验室检查，结果降低了心肌肌钙蛋白检测方法对诊断心肌梗死的阳性预测价值。

在出现高敏心肌肌钙蛋白检测方法之前，一直认为肌钙蛋白不会出现在健康心肌的人的循环血液中，出现肌钙蛋白提示心肌坏死。然而，采用高敏肌钙蛋白检测方法，可以在血浆中检测到短暂缺血性或炎性心肌损伤导致的循环心肌肌钙蛋白 T 和心肌肌钙蛋白 I。因此，除了急性冠状动脉综合征之外，可以检测到心肌肌钙蛋白升高的情况还包括心力衰竭、心肌病、心肌炎、肾功能衰竭、快速性心律失常和肺栓塞，甚至见于健康人高强度运动之后。

4. 需要连续检测肌钙蛋白

除了血浆或血清心肌肌钙蛋白绝对数值高于诊断值之外，诊断急性冠状动脉综合征的一个关键是心肌肌钙蛋白动态变化。最新的心肌梗死通用定义也重申了这一点。虽然心肌肌钙蛋白绝对升高见于许多慢性心原性和非心原性疾病，但是连续监测心肌肌钙蛋白显示升高或下降有力支持急性心肌损伤，最常见的是急性心肌梗死。

现代检测方法的敏感性和准确性同时提高，心肌肌钙蛋白 I 和心肌肌钙蛋白 T 之间的数值差异已经低至 1ng/ml 的几百分之一，这对于连续检测心肌肌钙蛋白有着重要意义。

过去，临床医师采用低敏感性、低准确性的心肌肌钙蛋白检测方法在首次检测肌钙蛋白后常常不得不等待平均 6h，才能判断血浆心肌肌钙蛋白水平增高是否具有诊断意义。而今天采用高敏心肌肌钙蛋白检测只需间隔 2～3h 检测两次，就可以获得很可靠的信息。鉴于对急性冠状动脉综合征的早期诊断和适当的紧急干预的迫切需要，以及施行这种相对便宜的检测方法的难易程度，临床医师在第 2 次检测肌钙蛋白之前，不需要再等待 6～8h 来诊断急性冠状动脉综合征。目前主张在患者就诊时初次取血样 2～3h 后再次取血检测心肌肌钙蛋白，帮助确诊心肌梗死。

总之，随着心肌肌钙蛋白检测方法的敏感性不断提高，特异性在逐渐下降。因此，只有监测心肌肌钙蛋白的动态变化，同时注意导致心肌肌钙蛋白升高的非冠状动脉原因，才能够在临床实践中最佳应用心肌肌钙蛋白检测。

颜红兵　杨艳敏　霍　勇
2013 年春节于北京

目　录

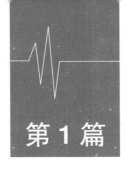

第 1 篇

肌钙蛋白升高的临床意义

（美国心脏学会 2012 年专家共识文件）

本文件是美国心脏学会基金会（American College of Cardiology Foundation，ACCF）、美国临床化学学会（American Association for Clinical Chemistry，AACC）、美国胸科医师学会（American College of Chest Physicians，ACCP）、美国急诊医师学会（American College of Emergency Physicians，ACEP）、美国医师学会（American College of Physicians，ACP）、美国心脏协会（American Heart Association，AHA）和心血管造影和介入治疗学会（Society for Cardiovascular Angiography and Interventions，SCAI）制订的专家共识。专家共识旨在向相关领域的实践者、付费方和其他对 ACCF 和本文件联合发起方的观点感兴趣的团体通报临床实践和（或）技术领域广泛应用和新的进展。专家共识的选题依据是现有的证据、相关技术的经验和（或）临床实践还不足以用于制订 ACCF/AHA 实用指南。往往选择的主题是目前正在积极观察的对象。因此，读者应当将专家共识视为 ACCF 和共同发起方通报并导向那些还没有严谨证据或迄今尚没有广泛应用于临床实践证据的临床实践的最佳尝试。专家共识尽可能包括适应证和禁忌症。ACCF/AHA 实用指南委员会今后还会阐述专家共识选择的一些主题。

ACCF 专家共识工作组尽可能避免编写委员会成员中与企业或个人之间已经、可能或将要出现的利益冲突。为此，特别要求所有编写委员会成员报告所有这些可能与编写有关的关系。在最后选举编写委员会之前，由工作组对这些信息进行审核，再在每次召集的会议上进行审核，在制订指南的过程中如有变化，随时更新。还要求来自外部的评审专家也提供这些信息。

本编写委员会的工作得到 ACCF 没有任何商业目的的大力支持。编写委员会成员志愿参与本编写工作。本编写委员会召集的会议均保密，并且只有委员会成员参加。

ACCF 临床专家共识工作组组长
Robert A. Harrington, MD, FACC
ACCF 临床专家共识工作组副组长
Deepak L. Bhatt, MD, FACC

1 引言

1.1 文件的产生过程

1.1.1 编写委员会的组成

本编写委员会经 ACCF 专家共识工作组任命，由来自 ACCF、AACC、ACCP、ACEP、ACP、AHA 和 SCAI 7 个学会的成员组成。在开始编写之前，作者们报告了过去 24 个月与企业之间的关系。作者资格审查显示 1 名主席和 5 名其他成员与企业无关系。依据 2009 年 9 月发表的申报政策来处理这种关系。随后对 ACCF 的申报政策进行了修订，但是没有应用到本次编写工作中，不过已经取得进展。由 ACCF 提供协调员和工作人员。

1.1.2 文件产生与批准

编写委员会通过召集会议和电子邮件最终形成本文件的大纲、产生初稿、根据每次委员会会议反馈修订草稿并且最终由 ACCF 以外的审稿专家签署。所有参与学会均参与审阅，共有 22 名审阅专家，提出了 170 条意见。由编写委员会讨论这些意见并且做出解释。

ACCF 专家共识工作组的 1 名成员作为主审专家，保证对所有评议进行充分解释。编写委员会和专家共识工作组均批准将最终文件送交理事会审核。ACCF 理事会审阅最终文件，包括专家评审意见和编写委员会的回复，并且于 2012 年 7 月批准了该文件。本文件一直有效，除非专家共识工作组要对其修订或停止发行。

1.2 概念模型

自从 20 世纪 90 年代早期引入肌钙蛋白以来，作为心肌坏死标志物肌钙蛋白升高的生理学表现与这种表现的临床意义之间的关系以及相关的命名，一直存在着争议。这种检测的早期经验清楚显示，无论临床诊断是不稳定型心绞痛，还是心肌梗死，或是非冠状动脉原因，肌钙蛋白水平升高说明患者发生不良后果的风险增加。尤其是在缺乏能够诊断不稳定型心绞痛和心肌梗死的临床、影像或实验资料时，这些使我们对心肌标志物的分析以及临床敏感性和特异性有了更多的了解。

随着肌钙蛋白检测越来越敏感，困扰临床医师的问题会越来越多，越来越复杂。尽管有关检测特性（例如敏感性、准确性和参考范围）、有关风险人群的诊断与预测之间的区别、假阳性和假阴性结果的后果有大量的论述，但是共同关心的问题还是如何改善患者的治疗和结果。

最清楚的是判读检测结果时要考虑检测时的临床背景。例如，判读缺血性胸痛患者肌钙蛋白阳性结果，必须与接受手术或表现急性呼吸困难发作、发热和高血压或肾功能衰竭的患者鉴别。而且，识别肌钙蛋白释放的非缺血性原因与缺血性原因的能力在不断提高，并且对于缺血性原因，要区别急性冠状动脉综合征所致与非急性冠状动脉综合征所致。最重要的是要明白"肌钙蛋白升高是一种反映可能发生心肌坏死的表现，但是其本身不能反映病因"。图 1-1 显示肌钙蛋白升高临床分布的概念模型。理解这个概念的关键是并非所有肌钙蛋白水平升高都代表心肌梗死，即使是缺血性原因所致，也并非所有的心肌细胞坏死都是由于急性冠状动脉综合征所致。虽然许多情况下肌钙蛋白升高提示后续临床不良结果的风险增高，但是仅仅根据肌钙蛋白水平升高进行的不适当治疗可能带来更高的风险。

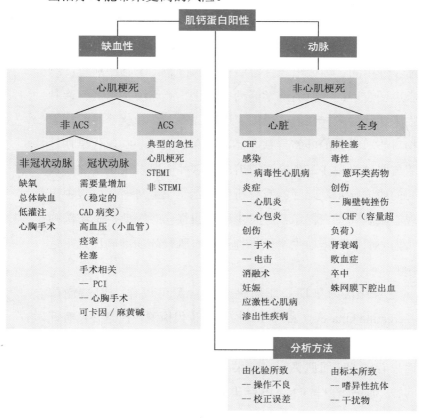

图 1-1 肌钙蛋白升高临床分布的概念模型

ACS= 急性冠状动脉综合征；CAD= 冠状动脉疾病；CHF= 充血性心力衰竭；PCI= 经皮冠状动脉介入治疗；STEMI=ST 段抬高型心肌梗死。

2 判读

　　30 多年前，国际心脏病学学会联盟（International Society and Federation of Cardiology）和世界卫生组织（World Health Organization）发表了一份著名的联合报告，确定了缺血性心脏病的诊断标准[1]。在这份报告中，根据满足后述 3 项中的 2 项做出急性心肌梗死的诊断：①临床病史；②心电图表现；③血清酶学的动态变化。其原因是患者就诊时临床症状的多样性，心电图表现往往不典型和就诊时酶标志物对心肌损伤的非特异性。然而，在 20 世纪 90 年代早期，随着肌钙蛋白 T 和 I 检测的出现，这种情况发生了变化。最初的研究显示，除了鲜有分析假阳性结果之外[2]，血液中出现心肌肌钙蛋白提示已经发生了心肌损伤。因此，临床医师认为心肌肌钙蛋白生物标志物预测心肌梗死的准确性几乎达100%。

　　尽管认为早期心肌肌钙蛋白检测可以作为肌酸激酶（creatine kinase，CK）-MB 检测的替代检测，但是并没有证实这两种标志物的有效性相同。在 12% ～ 39% 的 CK-MB 阴性患者中，心肌肌钙蛋白结果阳性[3]。这些资料提出了一个问题：肌钙蛋白与 CK-MB 结果的不一致性是假阳性的结果，还是提示检测更敏感以至于能够更准确地对患者进行分类？后续的荟萃分析回答了这个问题：即使没有反复发生的缺血性损伤，肌钙蛋白结果阳性的患者的确发生不良结果的风险更高[4,5]。之后的问题是判读心肌肌钙蛋白的诊断和预后意义时应当采用哪一个临界值？几项研究显示，心肌肌钙蛋白即使轻微升高，也与急性冠状动脉综合征患者的风险增高有关[6-9]。认为心肌缺血导致的所有心肌坏死均应当定义为心肌梗死，并且包括心肌肌钙蛋白检测在内的敏感和特异技术的进步，使得有必要重新评估已有的心肌梗死定义[10]。在美国临床生化学会提出需要结合肌钙蛋白来诊断心肌梗死[11]之后，1999 年成立了欧洲心脏病学会（European Society of Cardiology，ESC）和 ACCF 组成的联合委员会，重新评估了心肌梗死的定义。结果一致认为心肌肌钙蛋白是检测心肌坏死的首选生化标志物，在发生心肌缺血后的前 24h 之内，肌钙蛋白 T 或 I 的最高浓度至少有一次超过临界值才能够提示心肌梗死[12]。这个临界值定义为参考对照组的第 99 百分位值，可以接受的假阳性率应为 1%。

心肌肌钙蛋白作为诊断心肌梗死和风险分层一种有力工具的重要价值，使得各个专业组织发表了其应用的指导声明。从实验医学的角度出发，美国国家临床生化学会建议将心肌肌钙蛋白作为拟诊急性冠状动脉综合征患者进行风险分层和诊断心肌梗死的优选标志物[11]。与 ACC/ESC/AHA 较早发表的心肌梗死再定义声明一致[10]，美国国家临床生化学会指南提倡采用参考对照人群的第 99 百分位较低临界值。

2007 年，第 2 届全球工作组联合来自 ESC、ACCF、AHA 和 WHF 的代表对 2000 年心肌梗死再定义专家共识进行了修订[12]。该工作组的结论是，心肌梗死这一术语应当应用于有心肌坏死证据并且有导致心肌缺血的临床背景，同时符合下述诊断心肌梗死的标准：①生物标志物（优选肌钙蛋白）升高和（或）降低；②心原性猝死；③经皮冠状动脉介入治疗（percutaneous coronary intervention, PCI）术前肌钙蛋白水平正常的患者术后生物标志物升高；④冠状动脉旁路移植术（coronary artery bypass grafting, CABG）肌钙蛋白基线水平正常的患者术后生物标志物升高；或⑤急性心肌梗死的病理学证据。该文件将心肌梗死分为5型（如图1-2所示）：1型定义为自发性心肌梗死，与原发冠状动脉事件例如斑块破裂、侵蚀/裂解或解离导致的缺血有关；2型是与心肌需氧增加或供氧减少导致的缺血；3型与不能预测的心原性猝死有关；4a型与PCI有关，4b型与有证据的支架血栓有关；5型与CABG有关。对2007年文件的一个重要修订是必须有心肌生物标志物（优选肌钙蛋白）的升高和（或）降低。虽然没有包括在早期全球工作组的文件中，并且与美国国家临床生化学会指南一致，但是这种升高和（或）降低要求对所有拟诊急性自发性（1型）心肌梗死的患者连续检测肌钙蛋白。尽管全球工作组文件并没有指出诊断1型心肌梗死时肌钙蛋白应当升高或降低的幅度，但是早期美国国家临床生化学会文件建议首次取血后3～6h的变化幅度为20%。这两个文件建议，基线时、之后6～9h和12～24h分别取血。考虑到两次检测肌钙蛋白不同，要求检测值的变化要>3个标准误。对绝大多数检测，这种差异约为5%～7%。因此，虽然支持这种程度变化的经验性资料有限，但是连续检测有20%的变化应当有统计学意义，也可以获得第99百分位数值。

然而，其他因素（包括个体之间的差异）可以影响这个参数，并且随着检测精度的提高而越来越重要。即时检测可以作为一种有用的筛查工具，但是多数即时检测只是半定量的。要证实最初阳性检测之后的升高和（或）降低则需要连续定量检测，一般优选高质量的定量检测。

新近，在 2012 年发表了"心肌梗死的第 3 次通用定义"[13]。

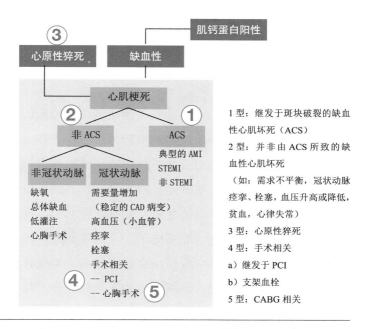

图 1-2 肌钙蛋白阳性和心肌梗死的通用定义 [13] 心肌梗死类型的分类

ACS= 急性冠状动脉综合征；AMI= 急性心肌梗死；CABG= 冠状动脉旁路移植术；CAD= 冠状动脉疾病；PCI= 经皮冠状动脉介入治疗；STEMI=ST 段抬高型心肌梗死。

尽管已经对 PCI 和 CABG 时应用肌钙蛋白定义心肌梗死的临界值和支持信息进行了修订，但是还是采用 2007 年心肌梗死通用定义[12]提出的大体分类框架。图 1-2 采用心肌梗死通用定义的框架对图 1-1 的内容进行了排列。为了启动合适的治疗和优化结果，所有相关人员需要完全明白在某一具体患者肌钙蛋白水平增高的意义。这个问题极其重要，不仅仅是鉴别 1 型与 2 型心肌梗死，而且是区分出血性与非出血性原因，理解图 1-1 右侧所展示的非心肌梗死患者情形。

2.1 分析

临床医师必须意识到并非所有的肌钙蛋白检测均一样，必须明白其临床实践中所应用的检测方法的特点和局限性。这是由于肌钙蛋白检测对某些干扰物质（例如血清异嗜性抗体和类风湿因子）的敏感性差异很大。心肌肌钙蛋白是一个复合分析物，并且包含这些免疫检测抗体针对的肌钙蛋白分子区域，这是进行检测时要考虑的一个重要问题。而且，检测随着时间越来越敏感，分析精度越来越高。结果导致实践中检测质量宽泛。最终，这种质量的变异性导致实际应用中的临界值和诊断区间的变化，从而在临床实践和文献中产生混淆。这些诊断区间在同一种检测或同一种检测不同的个体之间也并非总是相同，并且同一种检测不同时期的产品也可以不同。因此，在类似的人群，1 项研究可能不能与下 1 项研究相比，并且一家医院的一种检测可能与另一家医院的检测意义不同。检测在肌钙蛋白值第 99 百分位范围准确和可靠检测的能力呈不均一性（即 95% 可信区间对有些检测太窄，但是对另一些检测又太宽）[14]。根据心肌肌钙蛋白值的第 99 百分位对"参考对照人群"的不同判读，进一步导致判读复杂化。最后，目前心肌肌钙蛋白的检测还没有标准化。因此，与葡萄糖、总胆固醇和许多其他检测不同，肌钙蛋白值因检测方法不同而不同，并且检测方法有不同值的正常第 99 百分位。美国国家临床生化学会已经提出了肌钙蛋白检测的分析建议[15]，并且 1 篇文献提出了"分级"检测系统[16]。总之，不断更新检测数据库、检测功能特性和对这些参数"分级"，通过竞争性压力提高检测质量，有助于选择检测方法。鉴于有多种方法检测肌钙蛋白 I，保证检测标准化符合美国标准技术所（National Institute of Standards and Technology）参考材料条例（NIST #2921）非常重要，应当能够使临床医师更有效和容易比较不同实验室或医院的不同的检测方法或不同时期的检测方法。这在患者从一家医院转诊到另一家医院时尤为重要。建议应当根据没有心脏病的正常健康人群，为每一种心脏生物标志物制订参考判读值。建立正常人群的标本库，可以使所有生产厂家确定其检测方法的第 99 百分位，而不是依据同样的样本量和同样临床特征的常见标准人群，这应当能够消除与所选择人群有关的变异，并且无需每一家医院或诊所开展这项工作。美国国家临床生化学会分析文件还建议使用一个能够优化应用的心脏生物标志物、肌钙蛋白 I 和肌钙蛋白 T。重要的是，检测心脏生物标志物应当能够将整个不精确性（% 变异系数）控制在小于第 99 百分位参考值下限 10%。即便现在，也仍然在开发"高敏"肌钙蛋白检测方法，并且在全世界一些地方应用。这些检测方法的检测下限很低（每毫升皮克范围，而目前第 4 代检测方法为每毫升毫微克范围），检测准确性提高。临床医师、实验室人员、临床病理医师和其他使用者必须相互交流，确保其肌钙蛋白检测符合这些建议，确保所有使用者能够了解在其临床具体应用时这种检测方法的特征。

2.2 统计

　　肌钙蛋白升高能否代表 1 型心肌梗死，取决于动脉粥样硬化血栓形成（即动脉粥样硬化斑块破裂、裂解和侵蚀）导致急性冠状动脉综合征的预检测概率。几十年来，已经很清楚有关预检测概率的概念。冠状动脉阻塞性疾病的预检测概率要参考冠状动脉造影和临床特征，例如年龄、性别、危险因素和症状的严重程度[17]。同样，提示急性冠状动脉综合征高预检测概率的因素包括典型症状（静息性或渐进性心绞痛）、心电图缺血性改变（ST 段压低 >1.0 mm 或 T 波倒置）或超声心动图（或其他影像检查）显示室壁运动障碍和（或）有冠心病危险因素或冠心病病史[18]。由于肌钙蛋白升高可以由非动脉粥样硬化血栓形成的原因导致心肌坏死所引起，没有任何一个单一的标准像冠状动脉造影一样能够可靠地诊断阻塞性冠状动脉疾病来确定是否存在心肌梗死。而且，许多高度提示急性冠状动脉综合征的人口统计学因素，同样也见于非急性冠状动脉综合征原因导致肌钙蛋白水平升高的患者，包括心力衰竭，并且这些原因共同存在。因此，判读肌钙蛋白检测结果来诊断心肌梗死，必须要结合急性冠状动脉综合征的预检测概率一并考虑，与冠状动脉疾病预检测概率相比，此定量分析不够正式。

尽管不那么精确，但是 Bayes' 定理同样有效。因此，假设动脉粥样硬化血栓性急性冠状动脉综合征的预检测概率高的患者中敏感性为 100%，在 90% 范围内（典型胸痛伴有缺血的临床和心电图证据），即使假阳性率高达 40%，对肌钙蛋白阳性的检测后概率（预测正确率）也大于 95%（图 1-3 的 B 点）。相反，如果预检测概率低，仅在 10% 范围内（症状不典型的患者和非特异性的心电图改变），即使假阳性率仅为 10%，检测后概率约为 50%（图 1-3 的 A 点）。预检测概率低时，这种检测后概率的差异更明显，突出了肌钙蛋白特异性在急性冠状动脉综合征预检测概率低的患者中的影响。因此，尽管出现心肌坏死，但是如果预检测概率低，即使肌钙蛋白水平很高，也不能够确定诊断急性冠状动脉综合征。相反，如果预检测概率高，肌钙蛋白水平低也不能可靠地排除急性冠状动脉综合征。因此，从 Bayesian 的角度来看，肌钙蛋白与其它任何不完善的诊断性检查没有不同，并且即使公认的"高灵敏度"肌钙蛋白检测方法也必须遵循概率的数学法则。就像一种工具的使用好坏在于其使用者一样，一种诊断性检查的应用好坏也在于其判读者。期待肌钙蛋白检测能够回答所有的问题而不结合临床情形，可能会导致错误的诊断[19]。

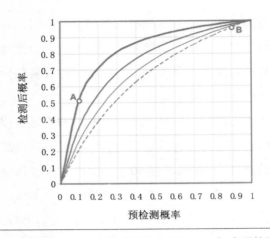

图 1-3　根据肌钙蛋白测定敏感性 100% 的 Bayes' 定理检测后概率与
预检测概率的关系

曲线显示的特异性为 60%（下限）～ 90%（上限）。进一步的讨论详见文字部分。经 Diamond 和 Kaul[19] 的许可修改。

　　表 1-1 总结了半定量检测肌钙蛋白的阳性和阴性预测值，显示这些参数也受研究人群疾病发生率的影响。如果在动脉粥样硬化血栓性疾病预检测概率低的广泛人群不加选择地应用肌钙蛋白（或任何其他实验室检查），由于在这些患者中诊断急性冠状动脉综合征的敏感性高但特异性低，其对非 ST 段抬高型心肌梗死的阳性预测值将大打折扣。因此，从诊断的角度来看，即便肌钙蛋白"阳性"—尤其是弱阳性—对动脉粥样硬化血栓性急性冠状动脉综合征的预检测概率仍然低（例如，1 例症状不典型的年轻女性或因肺炎入院的非特异性症状的老年患者）。虽然前述美国国家临床生化学会和心肌梗死通用定义提出寻找肌钙蛋白特征性上升或下降对诊断

心肌梗死必不可少，但是忽视预检测概率常常导致误诊率升高，尤其是在临床症状不典型时。

表 1-1　各种情况下肌钙蛋白检测阳性与阴性预测准确性的半定量小结

典型的心绞痛症状	缺血性心电图或超声心动图表现	冠状动脉疾病危险因素病史	急性心肌缺血预检测概率	心肌肌钙蛋白	急性心肌梗死的预测价值	非血栓性病因的诊断评价	预后信息
是	是	是	高（>80%）	阳性 阴性	高阳性预测值 高阴性预测值	否 否	是 是
否	否	否	低（<10%）	阳性 阴性	低阳性预测值 高阴性预测值	是 否	是 是

　　虽然有些人主张在不同的临床环境中采用不同的界限值（较低界限值提高敏感性，降低特异性；较高界限值提高特异性，降低敏感性）[20]，高明的策略应当是确定患者的具体梗死检测后概率，给出针对具体患者的预检测概率和在具体患者中观察到的肌钙蛋白水平。主张诊断流程要根据临床表现、年龄、肾功能和较高的肌钙蛋白界限值考虑预检测概率，更准确地诊断急性冠状动脉综合征[20]。然而，预检测概率与临床预测因素和肌钙蛋白水平正式整合还有待于前瞻性研究的验证。

　　另一个有助于区分缺血诱导的心脏损伤与非特异性心肌损害的特点是肌钙蛋白的动态变化。在适当的采血样间隔内，肌钙蛋白水平升高相对恒定（例如6～9 h首次采血样和12～24 h再次采血样，即所谓的"阴燃"模式）很可能是由于慢性疾病所致，例如肾功能衰竭、心力衰竭、心肌炎和淀粉样变。然而，短暂和较低水平的变化，甚至低于参考标准，应当提示缺血诱导的损伤。相反，虽然在临床实践中的资料有限，但是与基线值相比较的动态变化可能对提示急性心肌梗死更具有意义。主要根据检测特性（即在不断变化）和统计学考虑，美国国家临床生化学会建议基线值后3～6 h变化20%提示心肌梗死，可以是进展期（肌钙蛋白升高），也可以是恢复期（肌钙蛋白水平降低）[11]。然而，虽然采用这种变化可以区分急性心肌损伤，但是不能区分急性损伤是由于急性冠状动脉综合征所致，还是其他原因（例如肺栓塞或心肌炎）导致。而且，升高超过参考标准的程度也可以为梗死的病因提供线索[21]，因此需要进一步的研究来阐明同样程度的变化在低水平基线肌钙蛋白升高时的意义是否与在高水平时的一样。

鉴于心肌肌钙蛋白检测的分析和临床特异性高以及务实的早期处理决策的需要，临床医师通常根据单次肌钙蛋白水平异常来诊断急性心肌梗死，尤其是采用高敏肌钙蛋白检测时。虽然在某些情况下（例如胸痛持续 >24h 的患者或心肌梗死预检测概率中、高的患者），单次肌钙蛋白检测就足以，尤其是在症状发作时间不明，或者在急性冠状动脉综合征预检测概率低时。2012 年 ESC/ACCF/AHA/WHF 专家共识文件[13] 建议，在连续检测时，应当避免依赖单次肌钙蛋白值做出决策。当然，对于符合临床和心电图标准的明确 ST 段抬高型心肌梗死的治疗，不应当因为等待肌钙蛋白检测或哪怕是单次检测的结果，而延误符合临床和心电图标准的明确 ST 段抬高型心肌梗死的治疗。

　　总之，与其他实验室检测相比较，临床实践中肌钙蛋白检测面临的重要挑战常常是应用不当并且不能正确解读结果，而肌钙蛋白检测本身并没有问题。只有在有临床指征时才进行肌钙蛋白评估，判读肌钙蛋白升高永远必须结合临床表现。只有这样，评估肌钙蛋白才能做到优化结果判读、诊断、风险分层和患者处理。

3 肌钙蛋白在急性冠状动脉综合征的应用

　　临床表现急性冠状动脉综合征时，肌钙蛋白升高除了提供诊断信息以外，无论 CK-MB 检测结果如何 [22,23]，还与不良临床预后独立相关 [6,9]。在此情形下，超过 8h 连续检测的诊断和预后的价值不大 [24]。在急性冠状动脉综合征，心肌肌钙蛋白为临床医师进行临床治疗决策提供了一个有价值的工具。这一理论基础或所谓的"肌钙蛋白假说"基于临床观察：与肌钙蛋白阴性的患者相比，肌钙蛋白阳性的急性冠状动脉综合征患者病变更加复杂并且血栓负荷更重，更容易发生血小板栓塞和远端微血管阻塞，导致冠状动脉和心肌组织灌注不良以及抑制左室功能 [25-27]。在肌钙蛋白阳性的患者中进行治疗，如静脉注射糖蛋白 IIb / IIIa 受体抑制剂（阿昔单抗、替罗非班和拉米非班）[8,26,28,29]、低分子量肝素（依诺肝素和达肝素钠）[30,31] 和早期介入治疗 [27,32]，获益可能多于肌钙蛋白阴性的患者。然而，GUSTO IV（Global Use of Strategies to Open Occluded Coronary Arteries）研究上游评估启动和持续阿昔单抗治疗的获益是否仅限于肌钙蛋白阳性的患者，结果显示，阿昔单抗治疗不能为主要进行保守药物治疗的肌钙蛋白升高的患者带来获益 [33]。而且，与低分子量肝素和糖蛋白 IIb/IIIa 受体抑制剂相反，CURE（Clopidogrel in Unstable Angina to Prevent Recurrent Events）试验未显示肌钙蛋白升高和正常的患者进行氯吡格雷治疗获益的差异 [34]。因此，肌钙蛋白假说可能不适用于急性冠状动脉综合征所有的治疗性干预。

同样，评估急性冠状动脉综合征患者进行早期与择期介入治疗策略比较的随机临床试验研究结果也不一致。ICTUS（Invasive versus Conservative Treatment in Unstable Coronary Syndromes）研究仅入选肌钙蛋白升高的患者，结果显示早期介入治疗没有明显的治疗优势，但也没有危害，可能因为仅选择肌钙蛋白水平和入选总体风险较低的患者而有所局限 [35]。不同临床试验中肌钙蛋白水平升高的患者介入治疗的效果不同：Vanquish（Veterans Affairs Non–Q-Wave Infarction Strategies In-Hospital）试验有害，ICTUS 试验中性，FRISC II（Fragmin and Fast Revascularisation during Instability in Coronary Artery Disease）有益，TACTICS–TIMI 18（Treat Angina with Aggrastat and Determine Cost of Therapy with Invasive or Conservative Strategy–Thrombolysis In Myocardial Infarction 18）和 VINO（Value of First Day Angiography/Angioplasty in

Evolving Non-ST-Segment Elevation Myocardial Infarction trials）强调了心肌标志物作为具有二分类变量的单一风险指数的局限性。然而，荟萃分析表明，在肌钙蛋白阳性的患者行早期介入治疗能够获益[36,37]。此外，除肌钙蛋白外的危险分层可能有助于人群获益。FRISC II 数据的回归性分析显示[38]，在同时具有肌钙蛋白 T >0.03 ng/ml 和入院心电图 ST 段压低的患者中，其死亡或心肌梗死的相对风险降低 40%，而有其中 1 项者不能获益。RITA-3（Third Randomised Intervention Treatment of Angina）研究显示，除治疗组外，9 个因素成为 5 年后预后的多变量预测因素[39]。基于这些预测因素计算的危险评分，最高四分位的患者能够从早期介入治疗中获益最多。这一发现强调了总体风险评估而不是使用任何单一危险标志物进行治疗决策的重要性。2011 年修订的不稳定型心绞痛／非 ST 段抬高型心肌梗死指南中通过以下建议体现了这些研究结果，在基于多种风险指标（包括肌钙蛋白）的综合（不是任何 1 项）风险较高的患者中，早期介入治疗的建议分类为 I 类，证据级别为 A[18]。

　　理想情况下，应用肌钙蛋白检测的改进，应确保它在临床处理流程中是评估总体风险的一个重要因素。图 1-4 显示了其中一种流程。肌钙蛋白升高和急性冠状动脉综合征预检测概率高的患者（根据临床症状、危险因素、冠状动脉疾病病史、心电图或室壁运动变化）最可能从针对冠状动脉血栓的治疗策略（如积极的抗血小板治疗、冠状动脉造影和血运重建）中获益。然后根据危险特征可将患者进一步分为可以

从早期介入治疗（高危特征）或早期保守治疗（低危特征）
获益的患者。肌钙蛋白升高和急性冠状动脉综合征预检测概
率低的患者不可能从积极治疗策略中有大的获益。在这些患
者的主要目标应当是确定肌钙蛋白升高的原因，如心肌炎、
心包炎、心脏挫伤、败血症、肺栓塞和心力衰竭。这些情况
下的治疗应针对原因。在对没有肌钙蛋白升高时急性冠状动
脉综合征预检测概率高的患者治疗时，应识别其他危险标志
物。对那些具有高危特征的患者应考虑进行早期介入治疗，
而对低危患者可以选择早期介入治疗或保守治疗策略，这取
决于临床过程和功能检测以及对具体患者情况的临床判断。

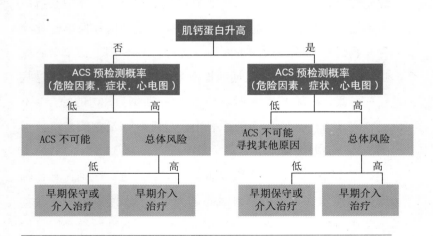

图 1-4　治疗决策中的肌钙蛋白流程

评价总体风险应根据临床风险评分（TIMI、GRACE 或 PURSUIT）或结合以下高危特点：
静息状态或低强度的体力活动时反复出现心绞痛 / 缺血，心力衰竭或二尖瓣返流加重，高
危负荷试验，血流动力学不稳定，持续性室性心动过速，糖尿病，6 个月内曾行 PCI，既往
曾行 CABG 或左室射血分数 <0.40。ACS= 急性冠状动脉综合征。

总之，肌钙蛋白检测应与其他影响诊断和预后的临床因素评估结合，为非 ST 段抬高急性冠状动脉综合征患者选择最合适的临床治疗策略提供依据。总体风险评估而不是单一危险标志物，应该是治疗决策的重要决定因素。

3.1 高敏肌钙蛋白检测的影响

过去，市售肌钙蛋白检测方法在临床实践应用过程中缺乏心肌梗死通用定义主张的高精确度（第 99 百分位界限值时变异系数为 10%）[11]。然而，已经开发出所谓的高敏（或超敏）检测来满足这些要求。几项研究报道，高敏肌钙蛋白检测提高了整个心血管疾病谱患者诊断和预后的准确性，包括急性冠状动脉综合征[40,41]、心力衰竭[42] 和无左室收缩功能障碍的慢性稳定性冠状动脉疾病[43]。与标准检测比较，Reichlin 和 Keller 的研究[44] 应用高敏检测方法显示，敏感性明显增高和心肌梗死早期检出率增高，但是特异性降低。最后区分参考人群，并且敏感性增加能够提高整个诊断的准确性。正如以前的研究，如果小幅肌钙蛋白升高仍有预后价值，可能很快以新的方式应用它们。快速重复检测可以加速患者分诊，尤其是在急诊室。而且，能够发现过去可以检测到的水平以下的动态增高，可以识别过去没有发现的有缺血事件的患者。对于这些患者，有指征增加检测来明确诊断分层、风险分层或治疗。扩大检测范围可以在危险模型中使用连续变量而不是界限值。

然而，使用高敏肌钙蛋白检测进行快速分诊或提高识别既往有亚临床缺血的急性冠状动脉综合征患者，可能受到患者意识和转运至急诊科的延迟[45]的限制以及急性冠状动脉综合征预检测概率的影响[19]。另外，尚不明确这些高敏感性和准确性检测在一般临床应用中对诊断或治疗的影响。队列研究表明，因为心肌梗死的定义包括了更低危患者，因此事件数减少，同一诊断的病死率应降低，从而产生了一个"时代效果"（即检测年代的混杂）[47]。而且，对于有可检测到的肌钙蛋白水平和中高危急性冠状动脉综合征临床表现的患者，即使没有明确的早期应用抗栓治疗或介入治疗的指征，它能够区分出需要进行负荷试验或其他无创方法进一步评估风险的患者。

在正常人群常规应用高敏检测方法检测肌钙蛋白水平所见到的连续梯度变化，可以导致很难区分与急性冠状动脉综合征患者（即那些可能从积极治疗中获益的患者）斑块相关的心肌坏死与非急性冠状动脉综合征患者的心肌坏死。例如，Venge[48]等检测正常参考值上限95%的肌钙蛋白I与GUSTO IV试验中急性冠状动脉综合征随机亚组人群的检测水平相重叠。虽然在GUSTO IV的患者中心脏事件更为常见，但这种差异受到病例混杂的影响。其他研究表明，在高敏检测中常见低水平肌钙蛋白增高，尤其是在稳定冠心病和心力衰竭的患者。因此，该结果表明，随着检测方法更加敏感，检测急性疾病转变为检测潜在的慢性疾病。有关心力衰竭的Val-Heft（Valsartan Heart Failure）试验和有关慢性冠心病的PEACE（Prevention of Events with Angiotensin Converting Enzyme Inhibition）试验显示，在几乎所有患者可以采用高敏检测方法检测到肌钙蛋白，这与后续死亡和心力衰竭风险有关 [43,49]。应用这些检测方法在如此普遍的人群中检测到肌钙蛋白，使得解读低水平肌钙蛋白升高面临着挑战。然而，这可能开启了一个人群筛查亚临床疾病和监测疾病进展的时代。在 1 个随机人群样本中，采用高敏肌钙蛋白 T 检测，可以在 25% 的队列人群中检测到肌钙蛋白 T，包括 16% 没有慢性疾病（如糖尿病、慢性肾脏疾病、高血压或冠状动脉疾病）的患者 [50]。这些水平与亚临床心血管疾病有关，包括高冠状动脉钙化评分和校正体表面积后左心室质量增加。

在另一个社区居住的既往无心力衰竭病史的 65 岁以上的人群中，66% 有高敏肌钙蛋白 T 检测方法检测到的肌钙蛋白水平，并且与随后的死亡或心力衰竭事件紧密相关 [51]。而且，肌钙蛋白水平的变化与风险变化有关，例如最初肌钙蛋白水平在随后的检测中增加 >50%，其风险增加。然而，在系列检测中下降 >50% 的患者的风险比增加 >50% 的患者低。这些结果表明高敏检测在监测治疗反应中的潜在作用，并且将可能迎来一个新的导向治疗时代。此外，MORGAM（Multinational Monitoring of Trends and Determinants in Cardiovascular Disease [MONICA], Risk, Genetics, Archiving, and Monograph）标志物项目将高敏肌钙蛋白 T、N-末端脑钠肽（NT-proBNP）水平和高敏 C 反应蛋白结合作为长期心血管事件风险分层的重要临床特征 [52]，提示高敏肌钙蛋白可以作为人群筛查标志物评分的一部分。

需要前瞻性研究证实使用新型高敏检测方法的临床作用，证实在人群监测和可疑急性冠状动脉综合征患者和慢性患者群中与预后的关系，以及评估在这些人群中进行治疗或额外检测的风险—获益。

4 非急性冠状动脉综合征缺血性肌钙蛋白升高

2007 年 ESC/ACCF/AHA/WHF 联合发布的"心肌梗死通用定义"共识文件对 2 型心肌梗死的定义是心肌坏死继发于"需氧增加或供氧减少"[12]。在 2012 版心肌梗死通用定义中继续保留该定义 [13]。尚不明确 2 型心肌梗死的发生率，部分是因为报告的多样性。仅有少部分队列研究（所有均为回顾性）试图量化非急性冠状动脉综合征导致的缺血介导的肌钙蛋白升高的发生率。目前最大的系列报道应用 2007 版 ESC/ACCF/AHA/WHF 标准时，1 093 例患者中有 1.6% 发生 2 型心肌梗死 [53]。研究中报道的非急性冠状动脉综合征缺血性肌钙蛋白升高原因各不相同，包括阵发性心房颤动、室上性心动过速、室性心动过速、缺氧、严重贫血和胃肠道出血 [20,53,54]。所有这些研究均对研究人群潜在的冠状动脉疾病患病率估计不足，而没有该病则很难评估 2 型心肌梗死真正的发生率。

许多非急性冠状动脉综合征氧需求介导的缺血状况可能导致肌钙蛋白水平升高（图 1-1）。病例报道和病例系列倾向于将重点放在冠状动脉正常但肌钙蛋白升高的患者，但是，重要的是理解这些非急性冠状动脉综合征缺血介导的状况也可能揭示潜在的冠状动脉疾病。例如，虽然认为可卡因导致冠状动脉痉挛和拟交感作用从而引起肌钙蛋白急性升高，但是，它同样加速心外膜冠状动脉疾病进展。这些患者的冠状动脉造影揭示大约 80% 的此类患者患有潜在的严重冠状动脉疾病 [55,56]。有 2 项研究调查冠状动脉造影正常患者的肌钙蛋白升高的原因。在 1 项包括 144 例患者的研究显示，非急性冠状动脉综合征缺血导致的肌钙蛋白升高包括 35 例（24%）患者心动过速导致、2 例（1.4%）患者左心室肥厚导致、1 例（0.7%）患者顽固性高血压导致、2 例（1.4%）患者冠状动脉痉挛导致和 9 例（7%）患者胃肠道出血导致 [57]。另 1 项包括 21 例患者的研究显示，导致肌钙蛋白升高的原因包括 6 例（28.5%）患者心动过速和 2 例（9.5%）患者过度的体力活动 [58]。

总之，不考虑临床症状，没有足够的证据提供严格的指南指导怎样鉴别急性冠状动脉综合征和非急性冠状动脉综合征缺血导致的肌钙蛋白升高。虽然血栓或冠状动脉痉挛导致心外膜供血中断引起缺血性心电图改变和连续的肌钙蛋白改变有别于斑块破裂导致心肌梗死，其它非急性冠状动脉综合征缺血可能导致肌钙蛋白轻度增加，但是连续检测却没有明显变化。当确定是否需要进一步观察这些患者的冠状动脉疾病可能性时，有必要评估预检测概率，即肌钙蛋白增高是由于冠状动脉疾病所致，还是引起肌钙蛋白升高的许多非急性冠状动脉综合征原因之一所致。

5 肌钙蛋白在 PCI 和 CABG 的应用

本节复习和定义肌钙蛋白以检测识别围手术期心肌坏死和临床心肌梗死的现状。本节中，"操作"是指 PCI 和心脏外科手术，主要是 CABG。ESC/ACCF/AHA/WHF 重新定义心肌梗死工作组审阅和修正了心肌梗死通用定义 [13]。我们对血运重建后肌钙蛋白的讨论坚持这些新建立并且广泛采用的定义，并且限于 4a 和 5 型心肌梗死，它们分别与 PCI 和 CABG 相关。

PCI 和 CABG 围手术期心肌梗死的发生率和不良预后众所周知。早期评估主要依赖于联合临床观察、心电图改变和心肌标志物如总肌酸激酶。心肌特异性标志物 CK-MB 和肌钙蛋白的进展使得检测更加准确和精确。然而，仍然不确定标志物升高到什么水平反应"临床严重损伤"和该实验室阈值是否与即刻不良结果或延迟不良事件相关。

5.1 生物标志物与 PCI

许多研究将 PCI 后 CK 或 CK-MB 升高超过正常上限 3 ～ 8 倍范围与死亡率增加相联系 [59-61]。2011 年更新的 PCI 指南指出，心肌标志物升高与更多需要血运重建和更高的死亡率或后续心肌梗死相关 [62]。这些指南建议，因临床原因而检测 CK-MB 的患者，CK-MB＞正常上限 3 倍提示心肌梗死，应当予以治疗，并且对所有患者 PCI 后检测酶水平给予 IIb 类建议。本委员会认识到，PCI 指南中指定的阈值可能改变，与最近发表的 2012 版心肌梗死通用定义制定的肌钙蛋白升高＞5 倍正常上限和有定义 PCI 相关的心肌梗死的临床证据保持一致[13]。没有对肌钙蛋白轻度升高并且没有临床症状的患者作进一步处理提出建议。

几项研究已经评估了 PCI 相关的肌钙蛋白升高的意义[63-68]。这些研究的结果和结论与之前采用的 CK-MB 的数据一样：样本量小、升高阈值不同和分析技术不同而不一致。2 项荟萃分析（1 项应用旧的并且不敏感的肌钙蛋白检测[68]，另 1 项应用新一代并且敏感性高的肌钙蛋白检测［基于第 99 百分位标准］[69]）的结论表明，术后肌钙蛋白升高与不良事件相关，包括长期死亡和心肌梗死。在术中发生并发症并且冠状动脉造影显示的血流受损时，肌钙蛋白升高可能有重要的预后意义（例如边支闭塞、短暂的 TIMI 血流减少或栓塞）。

ACUITY（Acute Catheterization and Urgent Intervention Triage Strategy）研究报道表明，自发心肌梗死（如临床缺血事件与操作无关，不包括围手术期心肌梗死）与随后的死亡有显著的相关性[66]。在 1 项单中心连续性队列研究中与这些观察性研究一致，2 352 例患者接受择期或紧急 PCI，均检测 PCI 术前和术后心肌标志物，发现长期预后主要与术前肌钙蛋白基线水平密切相关，而不是术后值[69]。术后心肌肌钙蛋白 T 水平加入术前风险评估时，并不提供预测死亡或心肌梗死的价值。尤为重要的是该报道采用第 4 代肌钙蛋白 T 检测，与以往报道非常不同之处在于早一代检测不敏感。1 项单中心队列研究同样报道了相似的结果，该研究连续入选 5 847

例非急诊 PCI 患者，采用第 3 代肌钙蛋白 T 检测[70]。但是在另 1 项关于急性冠状动脉综合征患者的研究中，即使经过校正术前肌钙蛋白水平，PCI 术后肌钙蛋白 I 水平仍然有重要的预后价值[63]。因此，虽然有些研究建议围手术期心肌梗死可能更多与基线风险、斑块负荷和操作复杂性相关，不是死亡的独立预后预测指标，但是，排除检测 PCI 术后肌钙蛋白升高的预后的重要性仍为时过早。

这些研究面临的一个独特挑战是这些研究仅检测高于正常上限的相对增高。这给正常上限非常低的新一代肌钙蛋白检测带来重要问题，该检测即使升高 5 倍仍然可能是一个非常低的绝对肌钙蛋白水平。考虑到这一点和既往研究的结果矛盾，评估 PCI 相关的肌钙蛋白水平与结果之间的关系最好的方法是应用绝对升高水平，并且需要有进一步研究来了解是否有阈值效应。虽然有共识认为明显的肌钙蛋白升高与不良预后有关，但是尚不明确多明显的升高与不良预后的关系是否限于住院期间，是短期的，还是长时间的[67,69,71]。由于这些证据的不确定性，目前 ESC 的 PCI 指南并不建议在择期 PCI 后检测肌钙蛋白[72]。需要有进一步的研究来解决这些不确定性。

美国心血管疾病注册登记最新的数据表明，大多数机构并不常规术后检测肌钙蛋白。尚不知晓这是对缺乏科学共识的反应或对其它因素的反应。无论如何，美国心血管疾病注册登记数据表明，常规检测并且报道肌钙蛋白水平的机构较不常规检测的机构似乎术后心肌梗死发生率较高。这种差异可能是由于报告失衡，而不是实际的结果差异所致。在没有明确的数据表明诊断心肌梗死的最佳临床阈值时，将多数肌钙蛋白升高归因于心肌梗死。因此，与不自愿检测并报道数据的机构相比，自愿检测并报道数据的机构可能将自己置于不利地位。虽然应用这些数据作为 PCI 绩效评估指标还不成熟，但是在美国心血管疾病注册登记内系统收集术后肌钙蛋白数据，可以确定围手术期肌钙蛋白升高的真实发生率和结果，并且建立一个强大的数据库，这将填补一个重要的知识空白，并且帮助建立围手术期循证学处理策略。

　　总之，在心肌标志物敏感性低的时代，20% 的造影显示无并发症的 PCI 患者出现围手术期心肌酶升高[73]。更新更敏感的肌钙蛋白检测的进展提高了检测心肌坏死的能力，因此，33% 接受择期 PCI 的患者术后有肌钙蛋白升高，但是冠状动脉手术后的这些发现与真正的临床意义产生了混淆。目前，有资料支持检测到术后肌钙蛋白升高可能与长期不良事件增加有关，尤其是术前肌钙蛋白正常或正在降低的情况下。更新的 PCI 指南将术中造影发现并发症或 PCI 术中或术后患者有心肌梗死症状或体征时，术后检测生物标志物（包括检测肌钙蛋白）作为 I 类建议，C 级证据；对所有 PCI 术后患者检测生物标志物为 II 类建议，b 级证据[62]。现在，2012 版心肌梗死通用定义建议定义 PCI 相关心肌梗死（4a 型）的阈值：在术前肌钙蛋白正常的患者当术后 48h 内肌钙蛋白升高＞5 倍正常上限，并且有心肌缺血症状、新发缺血性心电图改变或术中发生并发症[13]。如果术前升高的肌钙蛋白水平稳定或正在下降，术后升高较术前 > 20% 并且符合临床诊断标准则定义为 4a 型心肌梗死。美国国家临床生化学会建议采用没有充分数据的有条件检测来提出某一特殊的界限值 [71]。本工作组支持这些检测并定义 PCI 相关心肌梗死的建议。并且支持美国心血管疾病注册登记尽可能在所有 PCI 患者围手术期常规检测肌钙蛋白并且建立数据库，从中可以评估围 PCI 期应用检测肌钙蛋白的关键问题。我们同时也鼓励收集具有分析价值的参数，建立一个强大的数据库信息，从中得出肌钙蛋白升高的真实发生率、相应的诊断阈值和预后意义（在其他影响预后临床因素背景下）的信息。最后，所有 PCI 患者均应当接受指南建议的二级预防治疗，并且除了考虑生物标志物检测结果外，临床治疗还应当考虑患者的总体临床状态。

5.2 生物标志物与 CABG

由于敏感性和心肌坏死的原因缺乏特异性，使得应用肌钙蛋白定义 CABG 患者围手术期心肌梗死面临着挑战。根据旧一代检测的研究数据，美国国家临床生化学会指南建议，肌钙蛋白升高至少超过 5 倍的正常上限来确定术后临床相关的心肌梗死，肌钙蛋白水平越高预后越差 [71]。然而，鉴于生物标志物对于手术反应的差异性，美国国家临床生化学会建议需要另外的标准或标志物结果确定 CABG 相关的冠状动脉血管事件 [71]。最近，意识到阈值的选取是随意的，2012 版心肌梗死通用定义建议 CABG 相关的心肌梗死应当定义为肌钙蛋白升高 > 10 倍正常上限，并且有相应的心电图（新 Q 波）、血管造影（桥血管闭塞或新发血管闭塞）或影像（新的存活心肌的损失）提示心肌梗死的证据[13]。在高敏的肌钙蛋白检测方法不断发展的时代，还没有临床相关的术后心肌梗死界限值的定义或前瞻性的研究。

6 肌钙蛋白在非缺血性临床情况的应用

非缺血性情况通常表现为胸痛或其他症状，导致接诊医师不能做出肯定的诊断。因此，评估这些患者时应早期检测肌钙蛋白，作为诊断这些事件的依据之一。除了冠状动脉和其他主要的心脏疾病之外，在许多疾病都可检测到血清心肌肌钙蛋白浓度升高[71,74-77]。在某些疾病，心脏受累的原因很明显（例如，肺栓塞时由于右心室压力超负荷导致缺氧和继发性心内膜下心肌缺血）。但在其他的情况下，肌钙蛋白的释放只是代表"重要器官"对全身疾病的非特异性反应。如同其他任何检查一样，仅在有助于确定诊断或评估预后并且会影响治疗或临床结果时，肌钙蛋白的水平对于非缺血性情况才有意义。

在许多情况下，应用肌钙蛋白水平来评估生存率、评价患者是否适合进行积极治疗、鉴别存在治疗所致疾病危险的患者、和（或）决定是否需要延长患者的住院观察时间，已经得到了充分的证实，例如心力衰竭、肺栓塞、慢性肾脏疾病、败血症、化疗导致的心肌病、淀粉蛋白轻链（"原发性"）淀粉样变性、心脏移植术后和非心脏手术后、烧伤和心脏钝挫伤后的监测。关于肌钙蛋白与其他临床疾病的资料较少，但是，已有足够的证据提示，进一步的研究可能证实肌钙蛋白对于监测以下疾病的价值：中毒/蛇毒、心内膜炎、严重的代谢性疾病、失代偿性慢性肺部疾病、原发性血液疾病、应激/儿茶酚胺相关的心肌功能障碍、蛛网膜下腔出血。

　　本节的后续部分将集中讨论4种临床疾病：心力衰竭、肺栓塞、慢性肾脏疾病和败血症，在这些疾病中检测肌钙蛋白可以带来潜在的临床获益和（或）临床应用过程中尚存疑问。肌钙蛋白对其它疾病的潜在的临床作用可参见第8节。通常，在进一步的数据证实肌钙蛋白检测可以明显影响患者的治疗之前，若无特别要求，对于本节或第8节中讨论的疾病不建议专门为了诊断或评估预后而检测肌钙蛋白水平。需要指出，本节和第8节反映的患病率及其与预后的关系经过了许多年来各种分析的证实。许多研究采用肌钙蛋白的阈值而非目前所建议的第99百分位数，并且许多研究应用的是比当今方法敏感性差很多的不灵敏的或旧的方法。因此，这些参数的差异可能导致各项研究的发病率及其与预后相关性的强度各不相同，也不能反映以当今方法或将来高敏检测方法所得出的结论。

6.1 肌钙蛋白检测具有或可能具有临床价值的非缺血性疾病

6.1.1 心力衰竭

在住院和门诊的心力衰竭患者中，肌钙蛋白水平升高很常见，并且与预后不良有关（表 1-2）。由于肌钙蛋白的检测方法、检测代数和所使用的阈值不同，其发生率以及与预后的相关性差异很大。与心肌梗死一样，这些研究之间的差异使解读和总结心力衰竭十分困难，并且由于肌钙蛋白的检测方法一直在进步，因此除非将所有的检测方法标准化，否则此难度会越来越大。1 项大规模多中心的 ADHERE 注册登记（Acute Decompensated Heart Failure Registry）的全国数据库显示，以心力衰竭入院的患者中有 81% 检测了肌钙蛋白，并且将血清肌酐水平 > 2.0mg/dl 的患者排除之后，近 6.2% 的患者肌钙蛋白水平异常（肌钙蛋白 I ≥ 1.0 μg/l 或肌钙蛋白 T ≥ 0.1 μg/l）[78]。肌钙蛋白阳性患者的院内死亡率为 8.0%，而肌钙蛋白阴性患者为 2.7%（校正比值比 2.55），并且与心力衰竭的病因（缺血性或非缺血性）无关。但是，如果使用较低的肌钙蛋白 I 阈值（肌钙蛋白 I ≥ 0.4 μg/l 或肌钙蛋白 T ≥ 0.01 μg/l），在 75% 的患者可以检测到肌钙蛋白升高。

表1-2　心力衰竭患者肌钙蛋白水平升高的不良结果

研究	总例数	肌钙蛋白类型	肌钙蛋白升高的百分比 %	终点事件	相对风险
住院患者					
Setsuta [79]	56	T	54%	死亡，因心力衰竭住院	7.0
La Vecchia [80]	34	I	29%	死亡	6.9
Ishii [81]	100	T	35%	心原性死亡，因心力衰竭住院	3.1
Taniguchi	71	T	28%	心力衰竭所致的死亡，因心力衰竭住院	～3.0*
Perna 2005 [82]	184	T	32%	死亡，因心力衰竭住院	1.7
Ilva [83]	364	T	30%	死亡	2.6†
Ilva [83]	364	I	51%	死亡	2.0†
门诊患者					
Horwich [84]	238	I	49%	死亡	1.85
Miller [85]	150	T（连续性）	27%，所有值都升高	死亡，心脏移植	3.77
Sato [86]	60	T（连续性）	28%，所有值都升高	心原性死亡或再次住院	7.6
Perna 2004 [87]	115	T（连续性）	46%，≥1个值升高	死亡或再次住院	1.09
Hudson [88]	136	T	24%	死亡	4.2
Lantini [42]	4053	T	10%	死亡	2.08

* 估测值.† 单因素风险；多因素模型下不明显.

　　关于肌钙蛋白与心力衰竭关系的关键问题如下：①评估和治疗心力衰竭患者时，若要检测肌钙蛋白，应如何检测；②若这些患者的肌钙蛋白水平升高，临床医师应当做出何反应？首先，无论心力衰竭患者的射血分数是否正常，肌钙蛋白水平升高对估计患者将来死亡或住院的风险都有预测价值。尽管肌钙蛋白升高对心力衰竭的预后具有预测价值，但对于心力衰竭的病因（缺血性或非缺血性）或心力衰竭的病程的诊断意义较差。基于这些原因，美国国家临床生化学会关于心力衰竭的心脏生物标志物检测的实践指南中，对"除急性冠状动脉综合征外"应用肌钙蛋白进行危险分层仅给予Ⅱ类建议，b 级证据。另外，指南特别提出，反对"纯粹为了危险分层而常规检测心力衰竭患者的生物标志物"[89]。

　　然而，有时候初始评估很难判断患者是否因不稳定性冠状动脉缺血导致心力衰竭，尤其是急性失代偿性心力衰竭合并肌钙蛋白升高时。2012 年心肌梗死最新定义也强调，心力衰竭时单凭肌钙蛋白升高不足以确定心肌梗死的诊断、类型或病因[13]。因此，对于既往病情稳定的已知有冠状动脉疾病和心力衰竭的患者，或合并肌钙蛋白水平升高的新发心力衰竭患者，应进行功能试验或冠状动脉造影，进一步寻找阻塞性冠状动脉疾病或急性斑块破裂的证据。读者可以参阅 Kociol 等发表的综述[90]，了解目前肌钙蛋白检测在心力衰竭的价值和将来的研究方向，以及将肌钙蛋白检测融合到心力衰竭治疗中等诸多问题。

6.1.2 肺栓塞

2007 年有关肌钙蛋白对预后价值的 20 项急性肺栓塞研究进行了 1 项荟萃分析 [91]，结果显示，肌钙蛋白升高的发生率从 10% 到 77% 不等（中位数 39%）。总的来说，肌钙蛋白水平升高与短期（30 天内）全因死亡率（比值比 5.24，95% 可信区间 3.28 ～ 8.38）相关，肌钙蛋白 I 和肌钙蛋白 T 二者相似。8 项专门报道了肺栓塞导致死亡的研究显示，肌钙蛋白水平的增高与致死性肺栓塞高度相关（比值比 9.44，95% 可信区间 4.14 ～ 21.49; $P < 0.00001$）。肌钙蛋白水平的增高也与住院期间肺栓塞的非致死性并发症相关（比值比 7.03，95% 可信区间 2.42 ～ 20.43; $P=0.0003$）。此荟萃分析随后又增加了其它 5 项研究，得出的结论相似 [92]。目前认为，肺栓塞时心肌肌钙蛋白升高是由于肺血管阻塞和血管收缩导致肺血管阻力、肺动脉压力和右心室后负荷突然增加所致。右室功能障碍本身与肺栓塞患者的死亡率升高有关 [93-101]，而肌钙蛋白升高可能是右室功能障碍的一个早期和可靠的标志物 [102,103]。超声心动图证实右室功能障碍的患者确实更常出现肌钙蛋白升高 [104-110]。然而，无右室功能障碍的患者也可以出现肌钙蛋白升高。与超声心动图不同的是，肌钙蛋白检测更简便、便宜，并且每天 24h 都可以迅速检测。因此，为识别死亡风险较高以及可能从更积极的治疗方法中获益的肺栓塞患者，检测肌钙蛋白是一种有效的方法。

尽管肺栓塞时肌钙蛋白升高与重要的临床结果之间关系密切，但目前尚不清楚应当对此预测信息做出何种反应，并且尚不建议对疑诊或确诊肺栓塞的患者常规检测肌钙蛋白。若无禁忌症，无论肌钙蛋白升高与否，大面积肺栓塞和血流动力学不稳定的患者均可从溶栓治疗中获益。而肺栓塞面积相对较小和无右室功能障碍的患者通常病程简单 [111,112]。若患者存在右室功能障碍并且血压正常时，可以考虑溶栓治疗 [113-115]，否则不予考虑 [116-121]。此外，如果为中心型血栓，一些学者主张行外科肺血栓切除术 [122,123]。对此重要的治疗问题的解答需要有 1 项大规模的随机研究结果。就目前来说，我们可以肯定肺栓塞患者肌钙蛋白水平升高并不少见，并且与右室功能障碍和预后不良（包括死亡）相关。目前肌钙蛋白检测对肺栓塞的诊断并无作用，但是对于血流动力学稳定的患者，其对院内死亡率的阴性预测值极佳，从 82% 到 100% 不等 [92,102,103,109,112,124]。这类患者极不可能从例如溶栓等的积极治疗中获益。

6.1.3　慢性肾脏疾病

虽然存在着争议，但是在肾功能降低的患者（需要透析的终末期肾病或残余部分肾功能的中至重度肾功能受损患者），肌钙蛋白水平升高极可能不仅仅是因肾脏清除率降低所致 [76,125,126]。完整的肌钙蛋白是大分子物质，因此，肌钙蛋白从血清中清除并不主要依赖于肾脏。尽管一些数据提示残余的肾功能可以影响肌钙蛋白水平 [127-129]，其它研究却并未发现这二者之间的关系 [130-132]。Diris 等 [133] 发现，肌钙蛋白 T 可以降解为小片段而被检测到，并且这些片段小到足以被肾脏滤过。这些片段可能是导致终末期肾病患者常见的肌钙蛋

37

白 T 升高的部分原因。另外，肾功能正常患者和终末期肾病患者心肌梗死后肌钙蛋白 I 的清除和半衰期似乎相似 [134]。

虽然对肾功能受损的患者肌钙蛋白为何升高尚无一个统一的病理生理学解释，但其与临床预后的关系却很清楚。2005 年的 1 项荟萃分析 [135] 显示，肌钙蛋白 T 阳性的比例从 12% 到 66% 不等，而肌钙蛋白 I 则为 0.4% ～ 38%。肌钙蛋白 T 升高与全因死亡率显著相关（相对风险为 2.64，95% 可信区间 2.17 ～ 3.20）。心原性死亡也呈显著相关（相对风险为 2.55，95% 可信区间 1.93 ～ 3.37）。随后 8 项研究证实，在不同严重程度的慢性肾脏疾病患者（从残余部分肾功能的中至重度肾功能受损患者到需要透析的终末期肾病患者），肌钙蛋白 T 升高与全因死亡率相关 [127,128,136-141]。由于使用的检测方法和阈值不同，对这些应用肌钙蛋白 I 的 12 项研究进行荟萃分析存在问题，但肌钙蛋白 I 升高与全因死亡率有关（相对风险为 1.74，95% 可信区间 1.27 ～ 2.38）。

美国国家临床生化学会实验医学实用指南 [71] 建议，对所有存在心肌缺血症状或心电图证据的慢性肾脏疾病患者，无论其肾功能受损程度如何，诊断心肌梗死时都应当采用肌钙蛋白。该指南还建议，根据肌钙蛋白的动态改变，若终末期肾病患者（这类患者通常肌钙蛋白水平升高缓慢）发病后 6 ～ 9h 内肌钙蛋白水平升高≥ 20%，则为急性心肌梗死。该指南还指出，肌钙蛋白可以应用于终末期肾病患者的风险分层，并且当发生急性临床事件时，可以提供基线参考价值。基于肌钙蛋白 T 水平与严重肾功能受损和接受透析治疗的终末期肾病患者死亡率之间的关系，美国食品药品监督管理局批准使用肌钙蛋白 T 识别高死亡风险的慢性肾脏疾病患者。美国国家肾脏基金会肾脏病生存质量指导工作组 [142] 也建议可以考虑应用肌钙蛋白 T 水平对慢性透析患者进行危险分层，但是尚不清楚如何应用该信息。工作组还强调，急性冠状动脉综合征时肌钙蛋白 T 或 I 随着时间延长而升高预示着心血管发病率和死亡率增加。

6.1.4 败血症

败血症、感染中毒性休克和全身炎症反应综合征患者肌钙蛋白升高比较常见。尚不清楚在无心外膜冠状动脉粥样硬化所致血流受限时肌钙蛋白释放的原理，但这可能与败血症所致心肌功能障碍有关，研究者们提出了许多可能的假设，并对部分假设进行了研究 [143-145]。对 1998 年至 2008 年间发表的研究 [146-155] 进行的总结显示，平均 62% 的患者肌钙蛋白 I 或 T 升高，四分位数区间为 43% ～ 85%，并且绝大多数患者为中度升高。肌钙蛋白升高和既往缺血性心脏病病史之间没有明显的关系。公布了临床结果的研究中，5 项研究显示肌钙蛋白阳性与死亡显著相关 [146,149,152-154]。仅有 2 项研究认为肌钙蛋白与预后无关 [153,154]，其中 1 项为明显不相关 [153]。尚需要应用标准化肌钙蛋白测定的更大规模、更相似的研究，证明肌钙蛋白在败血症患者危险分层中的价值。

除死亡率外，败血症患者中肌钙蛋白升高可能与败血症患者常见的（严重败血症和感染中毒性休克患者中约为50%）左室功能受损有关 [143,144]。总之，败血症患者肌钙蛋白水平升高可能是左室功能不良的潜在标志。还需要有更多的研究证实二者之间的关系，以及此关系如何介导肌钙蛋白水平与死亡率之间的关系，特别是如何采取适宜的治疗方法改善败血症相关的左室功能障碍和死亡率。但是目前不建议对败血症患者常规进行肌钙蛋白检测。

6.1.5 化疗相关的心脏毒性

专家组已经确定将肌钙蛋白作为检测药物引起的心脏损伤的首选生物标志物[156]。已经证实，高剂量的化疗药物（包括蒽环类药物、环磷酰胺以及可能的铂类药物）可以导致短暂性（早期）和永久性左室收缩功能障碍、舒张功能障碍和心律失常。对使用这些化疗药物的患者进行肌钙蛋白检测的多项研究得出的一些结果值得注意：①周期性化疗时任何时间和任何水平的肌钙蛋白阳性，均明显增加患者永久性或更严重的左室收缩功能降低[157,158]和（或）早亡[159]的风险；②肌钙蛋白升高的程度和频率与从早期治疗（疗程）开始的累积药物剂量有关[160]；③在早期的化疗导致左室射血分数降低之后，随着时间的延长，肌钙蛋白未升高的患者左室功能更容易出现明显或完全恢复[157,161]；④低水平的肌钙蛋白升高可能主要与心室舒张功能的改变有关[162,163]；⑤对患者进行了充分的危险分层后，肌钙蛋白水平正常的阴性预测值非常有价值[164]。最后，1项对473例患者（接受高剂量化疗药物后72h内出现肌钙蛋白水平升高）进行的随机研究显示，应用依那普利（最后1次化疗1个月后开始每日2.5mg，随后分3步逐渐增加到每日20mg，治疗1年）可以明显降低1

年时发生左室功能障碍的危险（与安慰剂相比，风险比 0.015；左室射血分数较基线时降低 ≥ 10% 的患者数依那普利组为 0，安慰剂组为 25）。这些研究结果表明检测肌钙蛋白在指导辅助治疗中的作用 [165]。根据这些数据，肌钙蛋白可能是检测心脏毒性以及对左室功能障碍的严重程度进行危险分层的有效工具。如果有进一步的、实施良好的随机临床试验证实，应用血管紧张素转换酶抑制剂或许可以有效预防某些化疗产生的心脏毒性效应。

仅对儿童进行的观察性研究显示，应用蒽环霉素化疗期间较少有肌钙蛋白升高 [166]，即使肌钙蛋白升高，也与收缩功能无关 [167]。其他的研究表明左室扩张与肌钙蛋白升高有关，至少短期内如此 [168]。关于化疗人群的一个关键问题是目前仍不清楚肌钙蛋白是否可以预测长期心血管死亡率。

6.1.6 在药物研发中评估心脏毒性

正如临床实践中肌钙蛋白是蒽环霉素心脏毒性的标志一样，另一个关于检测肌钙蛋白是否有价值的引起人们强烈兴趣的领域是新型药物早期研发阶段的心脏毒性监测。与临床一样，敏感性和心脏特异性的相似优点对此领域很有意义。同样，考虑到人群差异、正常水平和相对增量变化（尤其是应用高敏的肌钙蛋白检测方法）的定义，以及缺乏特异性的病因，在药物研发早期阶段应用肌钙蛋白作为心脏毒性的生物标志物是可行的。心脏安全性研究联合会关于这一问题制定了一个白皮书 [169]。

7 解读导致临床不确定性的其他非缺血情况

文献报道，许多其他非缺血性临床情况时都会出现肌钙蛋白升高[170]。对于某些疾病，肌钙蛋白升高与预后不良的关系明确，而对于其它疾病，其相关性尚不清楚。没有任何一种疾病有明确的或者潜在的临床指征可以应用肌钙蛋白检测来诊断、危险分层、疾病监测或调整治疗。由于心肌炎和心包炎是急性胸痛患者非缺血性肌钙蛋白升高的主要原因，本节将进行讨论。可能对临床工作产生困扰的其他非缺血性疾病将在第9节中进行简短的讨论。本节中的文献反映的是多年来各种检测方法所发现的患病率及其与预后的关系。许多研究应用的是肌钙蛋白阈值，而非目前所建议的第99百分位数，并且许多研究应用的是较不灵敏或旧的检测方法，它们比目前的检测方法敏感性差很多。因此，这些参数的差异可能导致各项研究的发病率及其与预后相关性的强度各不相同，也不能反映以当今方法或将来高敏检测方法所得出的结论。

7.1 感染与心肌炎

许多感染性和毒性物质都与心肌炎症反应和功能障碍有关[171,172]，但是缺乏关于血清肌钙蛋白水平的资料。在心肌炎治疗试验中[173]，34% 经活检证实的活动性心肌炎症患者存在肌钙蛋白升高（> 3.1ng/ml），而收缩性心力衰竭但心内膜活检阴性的患者仅有 11% 肌钙蛋白升高[174]。虽然与预后或对治疗的反应性无关，但值得注意的是，心力衰竭病程≤ 1 个月的患者中肌钙蛋白水平升高更加常见，提示其可能对患者个体的心肌炎病程的长短有决定作用。此外，4.4% 的入选患者存在抗丙型肝炎病毒抗体（这类患者中，30% 的患者肌钙蛋白I 升高，48% 肌钙蛋白 T 升高），这也可能与肌钙蛋白能够识别活动性炎症和心肌坏死相符[175]。其他研究心肌炎 / 急性心肌病的治疗的随机试验尚未公布关于肌钙蛋白的数据[176]。

人类免疫缺陷病毒可以通过许多途径累及心脏。9% ～ 34% 人类免疫缺陷病毒阳性患者存在心脏异常。目前的研究认为，这类人群中肌钙蛋白升高为非特异性，并且其与损伤冠状动脉血流（药物相关的高凝状态、内皮功能障碍以及血管炎）的人类免疫缺陷病毒并发症所伴随的冠状动脉事件发生率增加大致平行[177]。

关于 Lyme 心肌炎的综述并未证实肌钙蛋白与诊断、治疗或预后之间的关系[178,179]。1 项 91 例登革出血热或登革休克综合征儿童的系列研究发现，无 1 例患者肌钙蛋白 T 升高，但 36% 的患者在整个疾病过程中出现过左室射血分数严重急性降低[180]。恶性疟原虫感染所致的无并发症的疟疾患者和有临床心脏受累的患者中，肌钙蛋白 T 的水平无统计学差异[181]。在 540 824 例接种天花疫苗的军人中，有 67 人发生了心肌心包炎，这些人中有 81.6% 肌钙蛋白 I 明显增高（平均为 14.1ng/ml），平均发生于接种后 10 天；32 周后 96% 的人完全康复，肌钙蛋白 I 也恢复正常。由于仅对有症状的疫苗接种者进行了抽血化验，并且总康复率如此之高，此研究提示肌钙蛋白在此种情形下无预后价值[182]。在 2 项小规模的系列研究中，其中 1 项研究的 24 例蛇咬伤患者中有 2 例出现肌钙蛋白升高[183]，但是另外 1 项研究中的 7 例患者均未出现肌钙蛋白升高[184]。据报道，其他情况下（例如水母和蝎子咬伤）可有多达 20% 的受害者出现肌钙蛋白升高[185]。目前为止，尚无中毒时肌钙蛋白水平与长期预后之间关系的相关数据。

急性风湿热—由于心肌内 Aschoff 小体的存在，通常认为是全心炎—肌钙蛋白仅出现轻度异常，或者无任何改变[186-190]。因此，迄今为止，无论急性风湿热的患者有无明显的急性心肌炎，对其进行肌钙蛋白检测或随访均无价值。

7.2 心肌心包炎

文献报道，22% ～ 71% 的心包炎患者存在心肌肌钙蛋白 I 升高，从 0.5ng/ml 至 > 50ng/ml 不等[191,192]。1 项研究显示，特发性心包炎的患者比有明确原因所致心包 / 心肌炎的患者更常出现肌钙蛋白 I 升高[193]。总的来说，对所有患者进行长达 31 个月的随访后，多因素分析显示肌钙蛋白 I 阳性并不能预测任何临床相关事件（症状复发、再次入院、心脏压塞、心包缩窄或心室功能障碍）[193]。这些研究中的死亡例数太少，不足以确定其与肌钙蛋白 I 水平的相关性[194]，因此不能增加现有的风险模型的检验效力[192]。

8 肌钙蛋白检测可能具有潜在的临床意义的其他非缺血性综合征

8.1 淀粉样变性

血清肌钙蛋白已成为淀粉蛋白轻链（主要的或全身的轻链）淀粉样变性这一疾病过程的必要组成部分，在淀粉样变性中可有高达 90% 的病例出现心脏受累[195]。肌钙蛋白是总的生存寿命的强有力的预测指标[196]，肌钙蛋白阴性者平均存活时间为 22 个月，而阳性者为 7 个月。另 1 项针对病情太重或年龄太大而不考虑行骨髓或心脏移植的患者（这些患者均口服美法仑［左旋苯丙氨酸氮芥］和地塞米松治疗）进行的观察性研究发现，肌钙蛋白 I 水平 <0.12ng/ml 的患者平均存活时间为 38 个月，而肌钙蛋白 I >0.12ng/ml 的患者为 23 个月[197]。淀粉可从细胞间质和血管中滤过，但淀粉样变性时由于动脉淀粉样病变导致的心外膜阻塞性病变或伴随发生的动脉粥样硬化并不一致[198]。肌钙蛋白 T 升高与心脏受累（定义为心外活检证实的淀粉样变性加上与心脏受累相符的心脏超声或心电图发现）高度相关[199]。当与 NT-proBNP 相结合时，肌钙蛋白 I 似乎比肌钙蛋白 T 更能准确预测这一疾病的预后[200]。甲状腺素转运蛋白淀粉样变性的患者根据肌钙蛋白升高（肌钙蛋白 T 阳性：10%；肌钙蛋白 I 阳性：21%）而定义的心脏受累的发生率明显降低，而这与心脏超声显示的心肌异常无关[201]。

干细胞移植为淀粉蛋白轻链淀粉样变性的患者延长生命提供了新的希望，但其生存率受治疗相关的死亡率（最高达

25%）严重影响。而且，肌钙蛋白升高似乎也与移植后生存率有关。1 项系列研究显示，肌钙蛋白 T 水平 <0.06ng/ml 的患者 100 天死亡率为 7%，而肌钙蛋白 T 水平 ≥ 0.06ng/ml 的患者为 28%[202]。当肌钙蛋白 T >0.035ng/ml 时（占 14% 的患者），移植后平均生存期为 26 个月，而肌钙蛋白 T <0.035ng/ml 者为 > 66 个月。另 1 项研究发现，肌钙蛋白 I 和 NT-proBNP 均升高时，总死亡率的危险比为 3.2[200]。因此，肌钙蛋白在淀粉蛋白轻链淀粉样变性时许多情况下的预测结果的作用已经得到充分证实。

8.2 心脏移植的监测

几项研究已经证实，心脏移植后肌钙蛋白 T[203,204] 和肌钙蛋白 I[205] 早期即发生明显的升高，这通常在移植后 3 个月内恢复正常，并且不能预测移植后长期生存率或随后发生的冠状动脉血管病变，但可能与低温储存时间和（或）缺血时间有关 [205]。已研究证实肌钙蛋白是无肾功能衰竭或活动性巨细胞病毒感染的无症状患者的明显排斥反应的生物标志物 [206]。3 项类似的研究未能证实肌钙蛋白与活检证实的排斥反应在诊断上的相互关系 [207-209]。然而，另 1 项研究显示平均肌钙蛋白 T 水平升高与更强的排斥反应关系密切 [210]。在其他由国际心肺移植协会定义的显著排斥反应（等级 >3A）的研究中，肌钙蛋白升高可以预测高度的排斥反应，尤其是对于小于 60 岁的男性受者和大于 33 岁的女性供者 [211-213]。虽然敏感性仍然低得令人难以接受，但重要的是低于研究阈值的肌钙蛋白 T 对无 ≥ 3B 级的排斥反应具有强有力的阴性预测值（95% ～ 99.5%）。

此外，有些研究评估了晚期（移植后 >1 ～ 3 个月）肌钙蛋白升高能否预测移植后血管病变的发生，后者为移植后超过 1 年时移植失败的主要原因。3 项小规模的平均观察时间为 36 ～ 69 个月的前瞻性观察研究 [204,214,215] 显示，移植后最初 1 ～ 3 个月后若仍可检测到肌钙蛋白水平，则移植后血管病变的发生率和严重程度明显升高。虽然上述研究证实了二者之间有很强的相关性，但是目前还没有足够的数据表明可以用肌钙蛋白监测代替冠状动脉造影或其他检查缺血的方法。

8.3 心脏钝挫伤

严重创伤可以通过各种机制导致心脏损伤，如直接心脏撞击或压迫、减速、液压撞锤效应（腹部和下肢创伤所伴随的）、低血压、缺氧、贫血和儿茶酚胺风暴（可导致极大的需氧量并可能出现冠状动脉痉挛）[216,217]。同样，与严重疾病有关的全身性炎症反应也可造成心脏损伤 [218]。虽然经食道超声可提供最可靠的信息，如局部和整体的左室功能、瓣膜破裂、创伤性室间隔穿孔、心包积血和压塞、游离壁破裂、冠状动脉撕裂 / 夹层 / 血栓、和主动脉断裂 / 夹层 / 破裂 / 壁内血肿，但仍需寻找创伤性更小的方法，识别需要进一步评估和监测的患者，尤其是在影像学检查未发现明显的创伤后心脏异常时。严重创伤时其它非心肌部位（如横膈、小肠、子宫、前列腺和骨骼肌）也常受到损伤，使得旧的生物标志物呈阳性反应，因此应用这些生物标志物易产生混淆。骨骼

47

肌损伤后再生可使肌钙蛋白 T 再表达，因此对此蛋白的研究，尤其是那些使用早期方法的研究，意义并不清楚。最近的研究热点为肌钙蛋白 I 及应用它来预测胸部钝挫伤和伴随的严重创伤之后的晚期、临床相关的心脏并发症（如心律失常、晚期破裂和延迟发生的室间隔穿孔）[219,220]。

  总之，正如我们预料的那样，创伤时有胸部损伤的患者比无胸部损伤者更易出现肌钙蛋白升高[221]；然而肌钙蛋白 I 或肌钙蛋白 T 升高与挫伤的超声心动图证据、心电图变化或心律失常的相关性却很差[222]。研究显示，不断升高的肌钙蛋白水平与死亡率的增加有关[223]。可能最重要的是几项关于肌钙蛋白 I 的研究显示，当严重创伤后肌钙蛋白 I 的水平正常对挫伤和不良临床结果有极佳的阴性预测值[224-228]。特别是当创伤后 24h 内进行了连续检测，以及当较低的肌钙蛋白水平结合心电图的阴性结果进行综合评估，文献报道这些情况下创伤后低水平的肌钙蛋白对随后的临床心脏事件的阴性预测值为 98% ～ 100%。尚未证实这些情况下肌钙蛋白的阳性预测值，在其他情况下应结合临床实际和鉴别诊断综合考虑对肌钙蛋白升高的解读。这些数据表明了肌钙蛋白 I 检测在胸部钝挫伤中的潜在价值。

8.4 非心脏外科手术

  自从可以检测肌钙蛋白之后，人们就开始研究应用它来预测非心脏手术后短期和长期不良心血管事件 / 死亡率[229]。2007ACC/AHA 关于非心脏外科手术围手术期心血管评估和治疗指南[230]回顾了几项研究，显示无论肌钙蛋白 I 升高是否由"心肌损伤"（无缺血症状或心电图改变而出现心肌肌钙蛋白升高）或心肌梗死所致，术后 1、2、3 天肌钙蛋白 I 升高与死亡率增加有关。虽然这一预测价值在其他研究中得到证实，但尚无数据显示根据肌钙蛋白升高而做出的治疗的变化可以改变已观察到的临床结果。因此，目前指南并不建议在无缺血性心电图变化或血流动力学稳定的无症状患者常规检测肌钙蛋白。

在非心脏外科手术围手术期，手术后早期最易出现肌钙蛋白升高，并且肌钙蛋白升高与血液循环中较高的儿茶酚胺水平有关[231]。文献报道，肌钙蛋白升高与普通外科患者 1 年和 4 年全因死亡率[232, 233]及 6 个月主要不良心血管事件[234]、极危重的外科患者的住院时间延长及院内死亡率[235]，以及血管外科患者的 6 个月死亡及心肌梗死的发生率[236]呈明显正相关。

虽然仍需进一步证实术后检测肌钙蛋白的临床价值，尤其是在非血管外科手术时，但是肌钙蛋白升高与许多不良预后的关系，以及肌钙蛋白浓度正常时强有力的阴性预测值都提示肌钙蛋白检测对非心脏外科手术可能具有更多的价值。

8.5 热损伤

动物模型提示，烧伤后肌钙蛋白升高伴随着心肌功能障碍[237]。在一些小规模研究中，几乎所有严重烧伤患者（>15%总体表面积）均有中度的心肌肌钙蛋白 I 升高，烧伤越严重面积越大，则肌钙蛋白 I 的峰值越高出现得也越早[238,239]。严重烧伤时，肌钙蛋白升高似乎与全身应激反应（伤口感染、心动过速和全身性炎症反应）有关，但是急性冠状动脉综合征或心肌缺血的患者除外。虽然目前还不清楚烧伤患者肌钙蛋白升高的时间或程度能否提供额外的预后信息，但是烧伤患者继发心血管死亡的高发生率（6.8%）[239] 提示这种情况值得进一步研究。

9 导致解读肌钙蛋白检测产生临床不确定性的其他非缺血情况

9.1 蛛网膜下腔出血

过去 10 年发表了许多关于卒中及蛛网膜下腔出血时肌钙蛋白升高的研究。蛛网膜下腔出血时神经心脏性异常最典型，但如今缺血和出血性卒中时它更具特征性。神经心脏性异常包括从心电图变化 [240,241] 和心律失常到血压变化和心肌损伤、功能障碍 [242] 的全部范围。若无典型的血栓性心肌梗死，推测肌钙蛋白水平升高可能预示与这些病理生理学机制有关的心肌损伤。

蛛网膜下腔出血患者肌钙蛋白升高的比例从 13% 到 68% 不等 [243,244]，并且它们通常与蛛网膜下腔出血的严重程度相关。但是，最大规模的队列研究却没有充分证实与不良预后有关 [243,245]。据推测，蛛网膜下腔出血时心肌损伤最可能因交感神经过度兴奋引起，而非冠状动脉粥样硬化性病变减少血流量导致整体或局部缺血所致 [242,246]。但若患者有严重的冠心病，需排除是否同时发生了急性心肌梗死。左室整体功能障碍和节段性室壁运动异常（多为可逆性）与蛛网膜下腔出血和应激性心肌病有关，这三者有共同的病理生理过程（如儿茶酚胺大量释放）[247]。肌钙蛋白升高可能是神经心脏性损伤和脑血管痉挛及死亡风险增加的有意义的标志物[248]。识别高死亡风险的患者可使治疗更及时和更有针对性，如阻滞α和β受体，但还没有正式检验这一假设。

9.2 卒中

还不十分清楚卒中患者肌钙蛋白释放的机制，也不明确与同时发生的急性冠状动脉综合征无关的肌钙蛋白升高的发生率。由于具有共同的危险因素，在卒中患者中冠状动脉疾病很常见，并且是造成远期死亡率的主要原因[249]。因此，应小心排除同时存在心肌梗死的可能性。在此也存在儿茶酚胺假说，并且有报道卒中时儿茶酚胺水平升高[250]。1项小规模的研究提示，β-受体阻滞剂可能对卒中患者有益，但还需进一步研究[251]。几项研究显示卒中的严重程度与肌钙蛋白升高有关[252-255]，并且报道了肌钙蛋白升高与卒中患者死亡率和致残率有关的研究显示，心肌肌钙蛋白阳性的卒中患者死亡率和远期致残率增加[253,255-260]。考虑到二者之间有很多共同的危险因素，对肌钙蛋白阳性的卒中患者应更仔细的筛查是否存在冠心病，当患者卒中康复后应专门考虑行无创性功能检查，如果临床体征或症状提示有心肌缺血存在，并且其神经状况允许时，可以考虑尽早行有创检查。

9.3 心内膜炎

有关心内膜感染时肌钙蛋白浓度的资料非常少。3 项小样本研究 [261-263] 共报道了 128 例患者。Purcell 等 [259] 发现肌钙蛋白阳性患者更有可能合并或单独发生死亡、脓肿或中枢神经系统疾病，但这一研究是回顾性的，并且只包括那些因某些临床原因（如左室功能恶化）而检测肌钙蛋白的患者。Watkin 等 [258] 的小样本研究发现，肌钙蛋白阳性患者 2 年内需要置换瓣膜、发生瓣周扩张或其他严重的并发症的可能性较低，然而，Tsenovoy 等 [263] 发现，当诊断时心肌肌钙蛋白 I 超过 0.4ng/ml 时，院内死亡率加需要置换瓣膜（Duck 标准）的发生率为 51%，而肌钙蛋白 I ＜ 0.4ng/ml 时为 15%。虽然理论上认为心内膜炎时心肌坏死越多并发症发生率越高，但是目前还没有足够的证据证明此假设，也没有证据证实心内膜炎时可单纯根据肌钙蛋白水平改变治疗。

9.4 心脏肿瘤和全身恶性肿瘤

肿瘤转移至心脏和心包的发生率至少是原发心脏肿瘤的 10 倍。任何肿瘤都有可能引起血清肌钙蛋白升高，可通过直接侵袭（喉癌）、肿瘤碎片栓塞冠状动脉或伴随的血栓（黏液瘤）或者通过形成一个整体的促进血栓形成的环境而致冠状动脉栓塞和缺血（淋巴瘤）。虽然个别病例报道显示肿瘤患者会有肌钙蛋白水平轻度升高 [264]，但是相关的综述并未提供关于肌钙蛋白升高发生率的信息，也没有说明肌钙蛋白能否应用于诊断或预测心脏肿瘤 [265-271]。关于特殊肿瘤类型（间

叶细胞瘤[272]、纤维瘤[273] 和原发肉瘤[274]）的综述也不支持
应用肌钙蛋白诊断和治疗肿瘤。此外，关于心包肿瘤[275]、肿
瘤样疾病[276] 及淋巴管肌瘤病[277] 的综述也无与肌钙蛋白有
关的数据。虽然尸检发现 Kaposi 肉瘤可使 15% ～ 18% 的患
者心脏受累，但它通常无症状，亦无报道 Kaposi 肉瘤会引起
肌钙蛋白升高[278]。个别病例曾报道无心脏疾病的子宫肌瘤[279]
和横纹肌肉瘤[280] 患者肌钙蛋白水平升高。

文献报道，类癌综合征患者中高达 70% 的患者有类癌性
心脏疾病，并且后者是 20% 患者的首发症状[281]。我们可以
看到右心瓣膜病、心包渗出、心包缩窄和限制性生理性心肌
病的模型。1 项研究观察了 20 例无心力衰竭的转移性类癌疾
病患者，无论症状、超声结果或尿中肿瘤代谢产物浓度如何，
均未检测到肌钙蛋白 I 或肌钙蛋白 T[282]。

9.5 血液疾病

除了肿瘤治疗的心脏并发症之外，其它血液学异常也可
累及心脏，并且升高肌钙蛋白[202]，其机制为通过嗜酸性粒
细胞增多症造成心内膜损伤（和血栓栓塞）[283]，或通过栓塞
性血小板减少性紫癜[284] 及栓塞性微血管病[285] 造成微血管
或大血管阻塞。并未证实对例如地中海贫血的输血依赖性疾
病患者，肌钙蛋白 I 能否预测进行性的铁超负荷或心脏超声
异常[286]。虽然曾经报道过原发心肌梗死[290]，镰状细胞疾病
患者不常出现肌钙蛋白升高[287,288]，但是肌钙蛋白升高可以
代表与急性胸部综合征伴随的肺动脉高压[289]。

9.6 神经肌肉性疾病与肌病

先天性肌病和肌营养不良可影响心脏，但是仍不十分清楚血清肌钙蛋白水平如何[291]。Finsterer 等[292] 对 1 408 例肌钙蛋白 T 水平异常的患者进行了 1 项单中心一年期回顾性数据研究，结果发现有 6.3% 的阳性患者患有原发性神经肌肉肌病，却无导致肌钙蛋白阳性的其它明显原因。129 例确诊肌营养不良的患者[293] 都测定了肌钙蛋白 I 和肌钙蛋白 T，这些患者发生慢性心力衰竭的风险高于普通人群。只有 2 例患者肌钙蛋白 T 轻度升高（0.04ng/ml 和 0.16ng/ml），并且均无明显的心脏结构异常。尽管此队列研究中 >5% 的患者有原发性扩张型心肌病，另外 18% 的患者有不明原因的左室扩张，但无 1 例患者肌钙蛋白 I >0.4ng/ml[293]。因此，在这些情况下，肌钙蛋白监测并不能识别有心肌病风险或合并心肌病的患者。

9.7 自身免疫和结缔组织疾病

自身免疫和结缔组织疾病可以通过多种途径影响心脏：心外膜或小血管炎合并血管阻塞或痉挛，浆膜炎（心包炎），肉芽肿，非感染性心肌炎，和（或）通过肺动脉高压产生[294]。但关于肌钙蛋白检测价值的资料却很少。Yasutake 等[295] 观察了 27 例确诊心脏结节病的患者，其心房和 BNP 水平升高与心脏异常有关，但是肌钙蛋白 T 水平均无升高。另 1 项观察发现，与 40 例年龄匹配的健康对照者比较，40 例系统性硬化症女性患者缺血性—修饰白蛋白和 NT-proBNP 水平明显升高，但肌钙蛋白 T 水平相似（<0.01ng/ml）[296]。1 项连续

54

入组了 42 例包涵体肌炎患者的观察性研究发现，62% 的患者肌钙蛋白 T 升高（＞0.05ng/ml），平均持续了 17 个月，但无其它心肌损伤或功能障碍的证据[297]。几篇关于多肌炎 / 皮肌炎的文献显示，Tc-99 焦磷酸盐扫描发现 57% 的患者存在心脏异常，尸检研究发现约三分之一的患者存在心肌受累[298]，而在病例系列研究（27% 的患者）[299] 和病例报道[300] 中肌钙蛋白 T 升高。Kiely 等[301] 发现 16 例炎症性肌病患者的肌钙蛋白 I 水平与正常对照相同。尚无有关肌钙蛋白水平与明确的、临床心脏受累或预后相关的报道。也无影响心脏的其它自身免疫疾病与肌钙蛋白的相关资料，这些疾病包括Wegener 肉芽肿（可引起心包炎和冠状动脉炎）[302] 或巨细胞心肌炎[303]。

9.8 心律失常治疗和心肺复苏

心内膜电极植入，无论是抗心动过缓起搏器[304] 或经静脉复律除颤器[305]，通常都会由于机械性创伤造成低水平的心肌损伤（肌钙蛋白 T 和肌钙蛋白 I＜1.5ng/ml），这与所使用的电极的类型和直径有关；而只更换起搏器电池的对照组患者则无肌钙蛋白释放。植入复律除颤器或测试时反复放电使40%～90% 的患者肌钙蛋白升高，但关于电击的次数和（或）电压水平与肌钙蛋白的峰值或阳性患者率之间是否相关仍存在争议[306-308]。无任何一种情况可观察到血清肌钙蛋白水平与后期事件有关。

体外电复律或除颤后肌钙蛋白升高并不常见。1 项入组了 40 例平均累计放电量为 250±150J 的患者的研究发现，治疗后 6、12 或 24h 肌钙蛋白 T 并未升高[309]。共累计放电达 1 000J 的 13 例患者在电击后 8 或 18h 也未发现肌钙蛋白 T 升高[310]。Lund 发现，72 例因心房扑动或心房颤动行电复律（累计放电量 408±318J，从 50J～1 280J 不等）的患者中，只有 1 例肌钙蛋白 T 超过正常范围，其中每例患者在复律成功后 24h 内都进行了 6 次肌钙蛋白检测[311]。将较新的双相电击与传统的单相电击相比，将 141 例患者分为 2 组分别接受单相和双相电击，结果显示治疗后 3～7h 均未发现肌钙蛋白 I 升高（均 <0.03ng/ml）[312]。另 1 项入选了 48 例心房颤动患者的对照研究发现，电击后 24h，单相电复律的患者肌钙蛋白 I 升高，而双相电击者肌钙蛋白 I 却未升高；但此队列研究的累计放电量平均为前一研究的 2 倍（平均 348J vs.188J），并且肌钙蛋白 I 的数值主要由 2 个与研究无关的人员统计得出（4.1 和 1.6），若无这 2 人此研究可能无法得到所显示的统计学差异[313]。因此，文献不支持室上性心律失常患者电复律或除颤 6～24h 后肌钙蛋白明显升高这一观点。同样，电武器放电（TASER）不会引起有典型的心脏危险因素的健康成年志愿者肌钙蛋白 I 升高[314]。

54%～100% 的患者行心内射频消融术后 24h 内肌钙蛋白 I 升高[315,316]，升高的频率和程度大致与放电量、手术持续时间、消融的次数、还可能与治疗的位置呈正比[317-320]。同样也证实肌钙蛋白 T 的升高，但其与电生理手术的特定参数之间的相关性一致程度较低[321,322]。在所有上述研究中，没有患者因并发症而需进一步的干预治疗。但是，1 项研究提示，治疗同样的心律失常，冰冻消融比射频消融对心肌的损伤较小（肌钙蛋白水平的峰值较低）[323]。没有研究证实肌钙蛋白释放与远期不良预后有关，但有资料显示消融后围手术期肌钙蛋白会升高，但并不代表会出现其它的心脏事件。

仅有 1 例关于未使用电复苏但心肺复苏成功后肌钙蛋白水平的报道。这一项小规模的队列研究入选了 8 例既往无心血管疾病、严重的胸部创伤或感染性休克患者，结果显示肌钙蛋白 I 升高，但自主循环恢复后 30h 之内肌钙蛋白 I 大多降至正常水平[324]。这些发现有助于区分作为突发事件的真正的心肌梗死（肌钙蛋白 I 通常持续升高数天）和因全身血液循环和复苏终止而造成的心肌坏死。

9.9 代谢紊乱

1 型糖尿病酮症酸中毒可导致 10% 的患者出现肌钙蛋白 I 轻度升高[325]，较健康志愿者平均升高约 12%，并且升高的程度可能与酸中毒（pH<7.0）的严重程度有关[326]。在这些研究中，几乎所有升高的肌钙蛋白都在治疗开始后 24h 内恢复正常，因此，此种肌钙蛋白的释放动力学不同于急性心肌梗死。1 项重要的回顾性研究入选了 96 例成人患者，这些患者无急性冠状动脉综合征的证据，并且当发生糖尿病酮症酸中毒时检测了肌钙蛋白 I，研究发现，26 例肌钙蛋白水平升高的患者 2 年死亡率明显升高（50% vs. 27%），主要心脏事件也明显升高。Kaplan-Meier 分析和 Cox 风险模型证实肌钙

蛋白 I 升高是死亡率的一个预测指标，并且与酮症酸中毒的严重程度或潜在的心血管疾病无关[327]。如果在前瞻性观察性研究中证实了此预测关系，肌钙蛋白 I 就能成为越来越多的糖尿病患者的重要的预测工具。

虽然病例报道显示无冠状动脉疾病的中至重度甲状腺功能减低患者可能出现肌钙蛋白 I 升高合并胸痛[328,329]，但是常规抽血化验显示 52 例连续入组的无症状的严重甲状腺功能减低（平均促甲状腺激素 >25mU/l）患者肌钙蛋白 I 正常。需进一步证实这些发现的重要性[330]。

9.10 慢性阻塞性肺部疾病

通常很难解释严重或失代偿性慢性肺病患者心脏生物标志物为何异常。慢性阻塞性肺部疾病的危险因素与冠状动脉疾病的危险因素相似，并且二者经常同时存在。非典型胸痛可由上述二者任何其一或二者共同引起。缺氧和（或）呼吸性酸中毒可以导致继发性心肌缺血，而继发性肺动脉高压可以导致右室肥厚、扩张和心内膜下心肌缺血。尽管无真正的心脏病变，胸部过度扩张和心脏结构的解剖学变异也可以导致心电图改变。虽然肌钙蛋白比 CK-MB 或其它可因横膈肥厚而升高的标志物对心肌损伤的特异性更强，但是若无具有诊断意义的缺血性心电图改变，仍很难解释某些患者为何出现肌钙蛋白升高。然而一些研究提示，慢性阻塞性肺部疾病恶化时肌钙蛋白水平升高与院内和 2 年死亡率独立相关[331, 332]。仍需进一步研究明确肌钙蛋白检测对此大规模人群的作用。

9.11 自身介导的疾病

许多临床情况可以引起心脏本身发生急性改变，导致肌钙蛋白释放和心室功能障碍。通常发生于突然而巨大的情感打击后出现的应激性（takotsubo）心肌病与急性心肌梗死很相似，心电图也会出现严重心肌缺血或受损改变，以及明显的左室中部和心尖部运动障碍（虽然其它形式也有报道）。与心电图改变相似的急性心肌梗死相比，应激性心肌病时肌钙蛋白的升高程度较低，持续时间较短。绝大多数患者的肌钙蛋白在3～4天内恢复正常，左室功能也在数天或数周内完全恢复正常[333,334]。文献报道，精神应激会引起交感神经高度兴奋，也支持这一关系[335]。但是有一些病例报道嗜铬细胞瘤患者会出现短暂的心室"球形"改变[336]，其中一些患者心肌肌钙蛋白 I 升高[337]。目前还没有研究显示非创伤性蛛网膜下腔出血患者持续时间延长的交感神经高度兴奋[338]（常有明显的 T 波倒置）是否会导致类似的心室钝抑和肌钙蛋白释放。

9.12 妊娠及其相关疾病

虽然孕妇极少发生急性冠状动脉综合征，但随着年轻患者糖尿病、高血压和其它心血管疾病患病率的升高，对这些患者的肌钙蛋白意义的解读越来越重要。2 项研究提示正常分娩[339]，包括剖宫产[340]，不会引起肌钙蛋白 I 升高。第 3 项研究[341] 入选了 26 例既往无高血压、内分泌疾患或心血管疾病病史的剖宫产患者，其中 81% 的患者在连续 ST 段监测时出现缺血性心电图改变，有 2 例（7.7%）患者术后 12h 肌钙蛋白 I 超过实验室正常值的上限：所有患者在胎儿娩出后即刻使用催产素，出现短暂性高血压时使用相等剂量的麻黄素，但药物应用和心动过速／血压变化均与缺血性心电图异常无关。大部分患者有胸痛症状，其中 42% 的患者需要应用类罂粟碱缓解症状。因为没有进行进一步的心血管评估或长期随访，还不十分清楚在这种情况下肌钙蛋白升高的意义。另 1 项入选 320 例健康妇女的研究显示，静脉应用异丙肾和维拉帕米抗分娩治疗使平均肌钙蛋白 T 水平升高，从治疗前的正常水平（0.08ng/ml）增加到治疗第 3 天时的异常水平（平均 0.35ng/ml），这一改变具有统计学意义[342]。同样，这项研究也未行其它的心脏评估，但是入选的患者人群更年轻（24.4±1.2 岁），亦无心脏或冠状动脉等危症病史，所以此研究中的患者不可能有潜在的严重心脏病。复杂妊娠更有可能出现肌钙蛋白升高。随机化验妊娠 35 ～ 38 周孕妇的肌钙蛋白 I，20 例妊娠期高血压妇女高于 43 例无高血压的孕妇（0.09 vs.0.03ng/ml），而 6 例先兆子痫（高血压合并蛋白尿）患者肌钙蛋白 I 值更高（0.16ng/ml）[343]。与上述发现相反，另 1 项研究发现先兆子痫者肌钙蛋白 I（0.008ng/ml）类似于正常孕妇（0.01ng/ml）[344]。值得注意的是，硫酸镁治疗可以减少先兆子痫患者肌钙蛋白 I 的释放[345]。围产期心肌病也可能与肌钙蛋白升高有关。1 项研究显示，大约 31%（33/106）围产期心肌病妇女在症状出现后 2 周内肌钙蛋白 T 水平升高[346]。随访时肌钙蛋白升高与左室射血分数有关；6 个月随访时，与那些初始肌钙蛋白水平 ≤ 0.04ng/ml 的妇女相比，肌钙蛋

白 >0.04ng/ml 者射血分数较低（平均 35.4% vs. 50.2%）。使用 0.04ng/ml 作为界限值，肌钙蛋白 T 预测持续左室功能障碍的敏感性是 55%，特异性是 91%。

9.13 剧烈运动

在无阻塞性冠状动脉疾病或存在临床表现的缺血时，剧烈运动（马拉松、三项全能、山地自行车竞赛、超耐久性运动）是否与心肌损伤有关，或者肌钙蛋白升高是否增加冠状动脉负担，仍然存在争议。2 项研究（总例数 29 例）发现剧烈运动后肌钙蛋白 T 和（或）肌钙蛋白 I 未升高 [347, 348]，另 1 项研究中有 8 例患者参加了 2 项独立的长时间骑车运动，也未发现肌钙蛋白升高 [349]。其它研究的结果与之相反，30 位参加 2005 年波士顿马拉松赛的运动员中有 1 人肌钙蛋白 T 从 <0.01 ng/dl 升高到 0.03ng/dl，7 人超过 0.05ng/dl，2 人超过 0.10ng/dl[350]。另 1 项研究发现，参加山地自行车超级马拉松的 38 人中，有三分之一赛后即刻肌钙蛋白 I 从 <0.05ng/ml 升高到 0.90 ~ 4.9ng/ml[351]，而参加 1995 年波士顿马拉松的 45 人中，20% 的选手肌钙蛋白 I 和肌钙蛋白 T 均高于赛前水平，但其绝对浓度仍在正常范围内。后 1 项研究中 1 年临床随访时发现肌钙蛋白阳性组无心脏事件或症状 [352]。在所有进行了多次肌钙蛋白检测的研究中，升高的肌钙蛋白水平常在 24h 内恢复正常。另 2 项研究发现训练越少，肌钙蛋白升高的可能性越大（2 项队列研究中，60 名马拉松选手中有 40% 的人肌钙蛋白 T >0.03ng/ml[353,354]；36 名阿尔卑斯马拉松选手中有 11% 的人肌钙蛋白 T 从 0.11ng/ml 升高到 0.20ng/ml）[353]。上述所有研究都排除了已知心血管疾病、心脏症状或有其它缺血性心脏病危险因素病史的患者。大部分研究都未进行长期随访，故未能证实是否剧烈运动后肌钙蛋白的轻度升高会增加将来发生心脏事件的危险。Shave 等 [355] 总结认为，剧烈运动后 8% ～ 100% 的人都会发生肌钙蛋白升高，通常为轻度升高，并且与基础体力训练、运动的类型和持续时间、检测肌钙蛋白的时间和所使用的阈值有关。认为由于缺乏对心功能或远期并发症的一致的作用，不建议对那些运动后没有可能反映心肌缺血（如胸痛或无法解释的呼吸困难）的不适主诉的人常规检测肌钙蛋白。

9.14 横纹肌溶解

很少有研究检测横纹肌溶解患者的肌钙蛋白水平，但是那些已发表的研究提示新一代的肌钙蛋白 I 和肌钙蛋白 T 检测方法具有心脏特异性；在无肾功能衰竭时肌钙蛋白升高与总 CK 释放无关；肌钙蛋白升高的患者病情较重，常累及心脏或合并导致心肌损伤的并发症，而这种心肌损伤与骨骼肌坏死本身无关，并且这些患者更可能出现心电图改变、超声心动图异常或二者兼而有之 [356-359]。虽然资料太少尚不能得出结论，但是潜在心脏受累和心电图 / 超声心动图异常的发生率提示心肌肌钙蛋白升高比实验室结果异常或因大量骨骼肌坏死造成的"假阳性"更能代表独立的心脏损伤。仍不清楚横纹肌溶解患者心肌肌钙蛋白升高是否需要进行进一步的心脏评估。

9.15 主动脉夹层

非创伤性胸主动脉夹层虽不常见但却危及生命，在美国每年每 100 000 人中有 3 人发生。其中约 70% 的患者有高血压。其它可能与主动脉夹层有关的疾病包括结缔组织病、二瓣型主动脉瓣、主动脉缩窄和妊娠。约 50% 的患者有急性心电图变化，据此变化可诊断或提示损伤或缺血[360]。在 1 项连续入选了 119 例因急性升主动脉夹层（A 型）而入院的患者的队列研究中，28 例（23.5%）肌钙蛋白 I 水平升高。在这些患者中，14% 的患者 ST 段抬高，14% 的患者 ST 段压低，36%T 波倒置。肌钙蛋白升高者的死亡风险比正常者高出 4 倍。但在一个多因素模型中，经年龄、卒中、ST 段抬高、心脏压塞、注射儿茶酚胺和肾功能衰竭校正后，这种相关性就消失了。虽然升主动脉夹层很少累及冠状动脉开口，但是目前认为肌钙蛋白升高的主要机制是血流动力学压力和不稳定性。

10 总结与建议

目前大多数心肌肌钙蛋白检测方法的灵敏性和在较低的检测范围内的分析性能均很好。除极少数情况外，这些检测方法都能够选择性地检测出心肌肌钙蛋白，而排除来自其他组织的肌钙蛋白。因此，前面提及的方法所测得的肌钙蛋白值实际上是准确的，并且确实反映了肌钙蛋白从心肌细胞释放入体循环。表 1-3 总结了临床应用肌钙蛋白时一些常见的问题。

表 1-3　临床中关于应用肌钙蛋白的常见问题

肌钙蛋白水平升高意味着什么？

肌钙蛋白升高是心肌坏死的敏感和特异的指标，心肌坏死时肌钙蛋白从心肌细胞释放入体循环。

就其本身而言，肌钙蛋白升高并不表示心肌梗死（由于缺血所致的心肌坏死）；然而，它与心肌坏死的病因非特异相关。

许多非缺血性临床情况也会出现肌钙蛋白升高。由于检测方法变得更加灵敏，会出现更多的情况导致肌钙蛋白水平轻度升高。

何时检测肌钙蛋白？

由于肌钙蛋白不是心肌梗死的特异标志，只有当临床表现怀疑心肌梗死时才应检测肌钙蛋白。

必须根据临床表现和检测前心肌梗死的可能性对肌钙蛋白水平升高进行解释。

慢性肾脏疾病患者有心肌梗死的症状时（无论肾功能受损的严重程度如何）建议应用肌钙蛋白以诊断心肌梗死。发病后 6～9h 内肌钙蛋白数值的动态改变 ≥ 20% 应定义为终末期肾病患者急性心肌梗死。

除了以下情况，如果没有根据结果的具体干预措施，不建议在非缺血性临床情况下常规进行肌钙蛋白检测：

美国食品和药品监督管理局批准的检测肌钙蛋白以评价慢性肾脏疾病患者的预后。

治疗存在药物引起的心肌损伤的化疗患者。

肌钙蛋白水平升高在预后方面的显著性是什么？

无论潜在的病因为何，肌钙蛋白升高预示着预后不良。

对非 ST 段抬高型急性冠状动脉综合征患者来说，肌钙蛋白升高是整体风险评估的标志而不是任何单一的风险标志，是最佳的预后指标和指导治疗策略的首选指标。

　　面临的挑战是该如何计算肌钙蛋白升高对急性冠状动脉综合征的特异性并将其应用于临床决策。特异性需要临床定义和具有一个"金标准"二者共同存在，据此比较化验结果。本共识的目的是为临床医生根据原理解读肌钙蛋白检测的结果提供框架。第一个要区分清楚的是肌钙蛋白升高本身并不意味着心肌梗死；相反，它是心肌坏死敏感和特异的指标，而这与心肌坏死的病因非特异相关。目前心肌梗死的诊断仅限于一种特定的临床情况：缺血危及心肌细胞（图 1-1），其原因可能为急性斑块破裂（1 型）、其他缺血性原因（2 型）、或与再次血运重建治疗有关的局部或整体心脏受累（4a 型和 5 型）（图 1-2）。进一步的区分心肌梗死并不等同于急性冠状动脉综合征（斑块破裂与血栓形成），因为缺血可由许多其他的机制导致，包括最常见的由于固定（稳定）病变和需氧量增加所致的冠状动脉缺血。

由于肌钙蛋白检测越来越灵敏，将会导致在越来越多的情形下可检测到低水平的肌钙蛋白升高。人群研究已经显示，应用高敏的检测方法后甚至一部分明显健康、正常的人群也检测到肌钙蛋白升高，一小部分明显健康的人群肌钙蛋白甚至高于正常上限的第 99 百分位数。在这种情况下，需要更新 1979 年世界卫生组织提出的诊断模型，此模型要求在诊断心肌梗死时需联合心电图、临床表现以及象征坏死的生物标志物。第 2 节详述了这一概念，有争议认为根据 Bayes' 定理诊断心肌梗死时，检测前对疾病病因的估计有可能影响检测后对结果的解读。该模型最适用于急性冠状动脉综合征，包括心肌梗死。

即使当肌钙蛋白升高不考虑诊断心肌梗死时，仍有必要研究致其升高的真正原因，因为在大多数情况下它能提供一些对预后有用的信息。因为对于大多数病因，肌钙蛋白升高时临床上该如何具体处理患者知之甚少，不建议常规检测肌钙蛋白。

从临床医师的角度来看，首要任务是知道何时（以及为何）进行（或不进行）肌钙蛋白检测。肌钙蛋白检测的最大价值仍然是诊断心肌梗死。因此，在临床症状提示缺血和心电图缺乏诊断性改变时，连续检测肌钙蛋白缺乏价值，并且具有高度的灵敏性和特异性（见第 2.2 节关于 Bayes' 定理的讨论部分），特别要考虑到肌钙蛋白水平的暂时性改变。即使在心肌梗死时，了解临床情况也很重要，因为治疗可能相差极大（例如 1 型和 2 型心肌梗死）。因此，根据 2012 年心肌梗死通用定义将患者进行正确的分类[13]并据此进行相应的治疗至关重要。

必须记住肌钙蛋白的灵敏性和特异性针对的是心肌坏死而不是心肌梗死。因此，临床医师有责任确定肌钙蛋白升高的原因，因为大多数情况下它能提供重要的与预后有关的信息，并且在某些情况下可以指导治疗。心肌坏死是一个实验室诊断，并不意味着某一个病因，而心肌梗死则是一个临床诊断。随着肌钙蛋白检测越来越灵敏，了解临床情况决定谁需要进行检测变得越来越重要，并且整合临床数据和实验室数据将使根据检测结果得出的诊断更加重要。

参考文献

[1] Nomenclature and criteria for diagnosis of ischemic heart disease. Report of the Joint International Society and Federation of Cardiology/ World Health Organization task force on standardization of clinical nomenclature. Circulation 1979;59:607-9.

[2] Babuin L, Jaffe AS. Troponin: the biomarker of choice for the detection of cardiac injury. CMAJ 2005;173:1191-202.

[3] Luepker RV, Apple FS, Christenson RH, et al. Case definitions for acute coronary heart disease in epidemiology and clinical research studies: a statement from the AHA Council on Epidemiology and Prevention; AHA Statistics Committee; World Heart Federation Council on Epidemiology and Prevention; the European Society of Cardiology Working Group on Epidemiology and Prevention; Centers for Disease Control and Prevention; and the National Heart, Lung, and Blood Institute. Circulation 2003;108:2543-9.

[4] Heidenreich PA, Alloggiamento T, Melsop K, et al. The prognostic value of troponin in patients with non-ST elevation acute coronary syndromes: a meta-analysis. J Am Coll Cardiol 2001;38:478-85.

[5] Ottani F, Galvani M, Nicolini FA, et al. Elevated cardiac

troponin levels predict the risk of adverse outcome in patients with acute coronary syndromes. Am Heart J 2000;140:917–27.

[6] Antman EM, Tanasijevic MJ, Thompson B, et al. Cardiac-specific troponin I levels to predict the risk of mortality in patients with acute coronary syndromes. N Engl J Med 1996;335:1342–9.

[7] Morrow DA, Rifai N, Tanasijevic MJ, et al. Clinical efficacy of three assays for cardiac troponin I for risk stratification in acute coronary syndromes: a Thrombolysis In Myocardial Infarction (TIMI) 11B Substudy. Clin Chem 2000;46:453– 60.

[8] Hamm CW, Heeschen C, Goldmann B, et al. Benefit of abciximab in patients with refractory unstable angina in relation to serum troponin T levels. c7E3 Fab Antiplatelet Therapy in Unstable Refractory Angina (CAPTURE) Study Investigators. N Engl J Med 1999;340:1623–9.

[9] Ohman EM, Armstrong PW, Christenson RH, et al. Cardiac troponin T levels for risk stratification in acute myocardial ischemia. GUSTO IIA Investigators. N Engl J Med 1996;335:1333– 41.

[10] Alpert JS, Thygesen K, Antman E, et al. Myocardial infarction redefined: a consensus document of The Joint European Society of Cardiology/American College of

Cardiology Committee for the redefinition of myocardial infarction. J Am Coll Cardiol 2000;36:959–69.

[11] Morrow DA, Cannon CP, Jesse RL, et al. National Academy of Clinical Biochemistry Laboratory Medicine Practice Guidelines: clinical characteristics and utilization of biochemical markers in acute coronary syndromes. Clin Chem 2007;53:552–74.

[12] Thygesen K, Alpert JS, White HD, on behalf of the Joint ESC/ACCF/AHA/WHF Task Force for the redefinition of myocardial infarction. Universal definition of myocardial infarction. J Am Coll Cardiol 2007;50:2173–95.

[13] Thygesen K, Alpert JS, Jaffe AS, et al. Third universal definition of myocardial infarction. J Am Coll Cardiol 2012;60:1581–98.

[14] Panteghini M, Pagani F, Yeo KT, et al. Evaluation of imprecision for cardiac troponin assays at low-range concentrations. Clin Chem 2004;50:327–32.

[15] Apple FS, Jesse RL, Newby LK, et al. National Academy of Clinical Biochemistry and IFCC Committee for Standardization of Markers of Cardiac Damage Laboratory Medicine Practice Guidelines: analytical issues for biochemical markers of acute coronary syndromes. Clin Chem 2007;53:547–51.

[16] Apple FS. A new season for cardiac troponin assays: it's

time to keep a scorecard. Clin Chem 2009;55:1303– 6.

[17] Diamond GA, Forrester JS. Analysis of probability as an aid in the clinical diagnosis of coronary-artery disease. N Engl J Med 1979;300:1350–8.

[18] Anderson JL, Adams CD, Antman EM, et al. ACC/AHA 2007 guidelines for the management of patients with unstable angina/non–ST-elevation myocardial infarction: a report of the American College of Cardiology/American Heart Association Task Force on Practice Guidelines (Writing Committee to Revise the 2002 Guidelines for the Management of Patients With Unstable Angina/Non–ST-Elevation Myocardial Infarction). J Am Coll Cardiol 2007;50:e1–157.

[19] Diamond GA, Kaul S. How would the Reverend Bayes interpret high-sensitivity troponin? Circulation 2010;121:1172–5.

[20] Alcalai R, Planer D, Culhaoglu A, et al. Acute coronary syndrome vs nonspecific troponin elevation: clinical predictors and survival analysis. Arch Intern Med 2007;167:276–81.

[21] Morrow DA, Wiviott SD, White HD, et al. Effect of the novel thienopyridine prasugrel compared with clopidogrel on spontaneous and procedural myocardial infarction in the Trial to Assess Improvement in Therapeutic Outcomes

by Optimizing Platelet Inhibition with Prasugrel-Thrombolysis in Myocardial Infarction 38: an application of the classification system from the universal definition of myocardial infarction. Circulation 2009;119:2758–64.

[22] Newby LK, Roe MT, Chen AY, et al. Frequency and clinical implications of discordant creatine kinase-MB and troponin measurements in acute coronary syndromes. J Am Coll Cardiol 2006;47:312–8.

[23] Rao SV, Ohman EM, Granger CB, et al. Prognostic value of isolated troponin elevation across the spectrum of chest pain syndromes. Am J Cardiol 2003;91:936–40.

[24] Newby LK, Christenson RH, Ohman EM, et al., The GUSTO-IIa Investigators. Value of serial troponin T measures for early and late risk stratification in patients with acute coronary syndromes. Circulation 1998;98:1853–9.

[25] Benamer H, Steg PG, Benessiano J, et al. Elevated cardiac troponin I predicts a high-risk angiographic anatomy of the culprit lesion in unstable angina. Am Heart J 1999;137:815–20.

[26] Heeschen C, Hamm CW, Goldmann B, et al., PRISM Study Investigators. Troponin concentrations for stratification of patients with acute coronary syndromes in relation to therapeutic efficacy of tirofiban. Platelet Receptor

Inhibition in Ischemic Syndrome Management. Lancet 1999;354:1757– 62.

[27] Lindahl B, Diderholm E, Lagerqvist B, et al. Mechanisms behind the prognostic value of troponin T in unstable coronary artery disease: a FRISC II substudy. J Am Coll Cardiol 2001;38:979–86.

[28] Kastrati A, Mehilli J, Neumann FJ, et al. Abciximab in patients with acute coronary syndromes undergoing percutaneous coronary intervention after clopidogrel pretreatment: the ISAR-REACT 2 randomized trial. JAMA 2006;295:1531– 8.

[29] Newby LK, Ohman EM, Christenson RH, et al. Benefit of glycoprotein IIb/IIIa inhibition in patients with acute coronary syndromes and troponin t-positive status: the paragon-B troponin T substudy. Circulation 2001;103:2891– 6.

[30] Lindahl B, Venge P, Wallentin L, Fragmin in Unstable Coronary Artery Disease (FRISC) Study Group. Troponin T identifies patients with unstable coronary artery disease who benefit from long-term antithrombotic protection. J Am Coll Cardiol 1997;29:43– 8.

[31] Morrow DA, Antman EM, Tanasijevic M, et al. Cardiac troponin I for stratification of early outcomes and the efficacy of enoxaparin in unstable angina: a TIMI-11B

substudy. J Am Coll Cardiol 2000;36:1812–7.

［32］ Morrow DA, Cannon CP, Rifai N, et al. Ability of minor elevations of troponins I and T to predict benefit from an early invasive strategy in patients with unstable angina and non-ST elevation myocardial infarction: results from a randomized trial. JAMA 2001;286:2405–12.

［33］ Simoons ML. Effect of glycoprotein IIb/IIIa receptor blocker abciximab on outcome in patients with acute coronary syndromes without early coronary revascularisation: the GUSTO IV-ACS randomized trial. Lancet 2001;357:1915–24.

［34］ Yusuf S, Zhao F, Mehta SR, et al. Effects of clopidogrel in addition to aspirin in patients with acute coronary syndromes without STsegment elevation. N Engl J Med 2001;345:494 –502.

［35］ de Winter RJ, Windhausen F, Cornel JH, et al. Early invasive versus selectively invasive management for acute coronary syndromes. N Engl J Med 2005;353:1095–104.

［36］ Mehta SR, Cannon CP, Fox KA, et al. Routine vs selective invasive strategies in patients with acute coronary syndromes: a collaborative meta-analysis of randomized trials. JAMA 2005;293:2908 –17.

［37］ O' Donoghue M, Boden WE, Braunwald E, et al. Early invasive vs conservative treatment strategies in women and men with unstable angina and non-ST-segment elevation myocardial infarction: a metaanalysis. JAMA 2008;300:71– 80.

[38] Diderholm E, Andren B, Frostfeldt G, et al. The prognostic and therapeutic implications of increased troponin T levels and ST depression in unstable coronary artery disease: the FRISC II invasive troponin T electrocardiogram substudy. Am Heart J 2002;143:760–7.

[39] Fox KA, Poole-Wilson P, Clayton TC, et al. 5-year outcome of an interventional strategy in non-ST-elevation acute coronary syndrome: the British Heart Foundation RITA 3 randomised trial. Lancet 2005;366:914 –20.

[40] Keller T, Zeller T, Peetz D, et al. Sensitive troponin I assay in early diagnosis of acute myocardial infarction. N Engl J Med 2009;361:868–77.

[41] Reichlin T, Hochholzer W, Bassetti S, et al. Early diagnosis of myocardial infarction with sensitive cardiac troponin assays. N Engl J Med 2009;361:858–67.

[42] Latini R, Masson S, Anand IS, et al. Prognostic value of very low plasma concentrations of troponin T in patients with stable chronic heart failure. Circulation 2007;116:1242–9.

[43] Omland T, de Lemos JA, Sabatine MS, et al. A sensitive cardiac troponin T assay in stable coronary artery disease.

N Engl J Med 2009;361:2538–47.

[44] Morrow DA. Clinical application of sensitive troponin assays. N Engl J Med 2009;361:913–5.

[45] Goldberg RJ, Spencer FA, Fox KA, et al. Prehospital delay in patients with acute coronary syndromes (from the global registry of acute coronary events [GRACE]). Am J Cardiol 2009;103:598–603.

[46] Urban P, Radovanovic D, Erne P, et al. Impact of changing definitions for myocardial infarction: a report from the AMIS registry. Am J Med 2008;121:1065–71.

[47] Morrow DA, Rifai N, Sabatine MS, et al. Evaluation of the AccuTnI cardiac troponin I assay for risk assessment in acute coronary syndromes. Clin Chem 2003;49:1396–8.

[48] Venge P, Johnston N, Lindahl B, et al. Normal plasma levels of cardiac troponin I measured by the high-sensitivity cardiac troponin I access prototype assay and the impact on the diagnosis of myocardial ischemia. J Am Coll Cardiol 2009;54:1165–72.

[49] Anand IS, Kempf T, Rector TS, et al. Serial measurement of growth-differentiation factor-15 in heart failure: relation to disease severity and prognosis in the Valsartan Heart Failure Trial. Circulation 2010;122:1387–95.

[50] de Lemos JA, Drazner MH, Omland T, et al. Association

of troponin T detected with a highly sensitive assay and cardiac structure and mortality risk in the general population. JAMA 2010;304:2503–12.

[51] deFilippi CR, de Lemos JA, Christenson RH, et al. Association of serial measures of cardiac troponin T using a sensitive assay with incident heart failure and cardiovascular mortality in older adults. JAMA 2010;304:2494 –502.

[52] Blankenberg S, Zeller T, Saarela O, et al. Contribution of 30 biomarkers to 10-year cardiovascular risk estimation in 2 population cohorts: the MONICA, risk, genetics, archiving, and monograph (MORGAM) biomarker project. Circulation 2010;121:2388 –97.

[53] Melberg T, Burman R, Dickstein K. The impact of the 2007 ESC/ACC/AHA/WHF universal definition on the incidence and classification of acute myocardial infarction: a retrospective study. Int J Cardiol 2010;139:228 –33.

[54] Saiki A, Iwase M, Takeichi Y, et al. Diversity of the elevation of serum cardiac troponin I levels in patients during their first visit to the emergency room. Circ J 2007;71:1458–62.

[55] Kontos MC, Anderson FP, Ornato JP, et al. Utility of troponin I in patients with cocaine-associated chest pain. Acad Emerg Med 2002;9:1007–13.

［56］Kontos MC, Jesse RL, Tatum JL, et al. Coronary angiographic findings in patients with cocaine-associated chest pain. J Emerg Med 2003;24:9 –13.

［57］Mahajan N, Mehta Y, Rose M, et al. Elevated troponin level is not synonymous with myocardial infarction. Int J Cardiol 2006;111:442–9.

［58］Bakshi TK, Choo MK, Edwards CC, et al. Causes of elevated troponin I with a normal coronary angiogram. Intern Med J 2002;32:520 –5.

［59］Kong TQ, Davidson CJ, Meyers SN, et al. Prognostic implication of creatine kinase elevation following elective coronary artery interventions. JAMA 1997;277:461– 6.

［60］Narins CR, Miller DP, Califf RM, et al. The relationship between periprocedural myocardial infarction and subsequent target vessel revascularization following percutaneous coronary revascularization: insights from the EPIC trial. Evaluation of IIb/IIIa platelet receptor antagonist 7E3 in preventing ischemic complications. J Am Coll Cardiol 1999;33:647–53.

［61］Stone GW, Mehran R, Dangas G, et al. Differential impact on survival of electrocardiographic Q-wave versus enzymatic myocardial infarction after percutaneous intervention: a device-specific analysis of 7147 patients. Circulation 2001;104:642–7.

[62] Levine GN, Bates ER, Blankenship JC, et al. 2011 ACCF/AHA/SCAI guideline for percutaneous coronary intervention. A report of the American College of Cardiology Foundation/American Heart Association Task Force on Practice Guidelines and the Society for Cardiovascular Angiography and Interventions. J Am Coll Cardiol 2011;58:e44 –122.

[63] Cantor WJ, Newby LK, Christenson RH, et al. Prognostic significance of elevated troponin I after percutaneous coronary intervention. J Am Coll Cardiol 2002;39:1738–44.

[64] Nageh T, Sherwood RA, Harris BM, et al. Prognostic role of cardiac troponin I after percutaneous coronary intervention in stable coronary disease. Heart 2005;91:1181–5.

[65] Nienhuis MB, Ottervanger JP, Bilo HJ, et al. Prognostic value of troponin after elective percutaneous coronary intervention: a metaanalysis. Catheter Cardiovasc Interv 2008;71:318 –24.

[66] Prasad A, Gersh BJ, Bertrand ME, et al. Prognostic significance of periprocedural versus spontaneously occurring myocardial infarction after percutaneous coronary intervention in patients with acute coronary syndromes: an analysis from the ACUITY (Acute

Catheterization and Urgent Intervention Triage Strategy) trial. J Am Coll Cardiol 2009;54:477– 86.

〔67〕Ricciardi MJ, Davidson CJ, Gubernikoff G, et al. Troponin I elevation and cardiac events after percutaneous coronary intervention. Am Heart J 2003;145:522– 8.

〔68〕Testa L, Van Gaal WJ, Biondi Zoccai GG, et al. Myocardial infarction after percutaneous coronary intervention: a meta-analysis of troponin elevation applying the new universal definition. QJM 2009;102:369 –78.

〔69〕Miller WL, Garratt KN, Burritt MF, et al. Baseline troponin level: key to understanding the importance of post-PCI troponin elevations. Eur Heart J 2006;27:1061– 9.

〔70〕Prasad A, Rihal CS, Lennon RJ, et al. Significance of periprocedural myonecrosis on outcomes after percutaneous coronary intervention: an analysis of preintervention and postintervention troponin T levels in 5487 patients. Circ Cardiovasc Interv 2008;1:10 –9.

〔71〕Wu AH, Jaffe AS, Apple FS, et al. National Academy of Clinical Biochemistry laboratory medicine practice guidelines: use of cardiac troponin and B-type natriuretic peptide or N-terminal proB-type natriuretic peptide for etiologies other than acute coronary syndromes and heart failure. Clin Chem 2007;53:2086 –96.

［72］Silber S, Albertsson P, Aviles FF, et al., the Task Force for Percutaneous Coronary Interventions of the European Society of Cardiology. Guidelines for percutaneous coronary interventions. Eur Heart J 2005;26:804–47.

［73］Blankenship JC, Tasissa G, O'Shea JC, et al. Effect of glycoprotein IIb/IIIa receptor inhibition on angiographic complications during percutaneous coronary intervention in the ESPRIT trial. J Am Coll Cardiol 2001;38:653– 8.

［74］De Gennaro GL, Brunetti ND, Cuculo A, et al. Increased troponin levels in nonischemic cardiac conditions and noncardiac diseases. J Interv Cardiol 2008;21:129 –39.

［75］Fromm RE Jr. Cardiac troponins in the intensive care unit: common causes of increased levels and interpretation. Crit Care Med 2007; 35:584–8.

［76］Jeremias A, Gibson CM. Narrative review: alternative causes for elevated cardiac troponin levels when acute coronary syndromes are excluded. Ann Intern Med 2005;142:786 –91.

［77］Gupta S, de Lemos JA. Use and misuse of cardiac troponins in clinical practice. Prog Cardiovasc Dis 2007;50:151– 65.

［78］Peacock WF 4th, De Marco T, Fonarow GC, et al., ADHERE Investigators. Cardiac troponin and outcome in acute heart failure. N Engl J Med 2008;358:2117–26.

［79］Setsuta K, Seino Y, Ogawa T, et al. Use of cytosolic and myofibril markers in the detection of ongoing myocardial damage in patients with chronic heart failure. Am J Med 2002;113:717–22.

［80］La Vecchia L, Mezzena G, Zanolla L, et al. Cardiac troponin I as diagnostic and prognostic marker in severe heart failure. J Heart Lung Transplant 2000;19:644 –52.

［81］Ishii J, Cui W, Kitagawa F, et al. Prognostic value of combination of cardiac troponin T and B-type natriuretic peptide after initiation of treatment in patients with chronic heart failure. Clin Chem 2003;49:2020–6.

［82］Perna ER, Macin SM, Cimbaro Canella JP, et al. Minor myocardial damage detected by troponin T is a powerful predictor of long-term prognosis in patients with acute decompensated heart failure. Int J Cardiol 2005;99:253–61.

［83］Ilva T, Lassus J, Siirila-Waris K, et al. Clinical significance of cardiac troponins I and T in acute heart failure. Eur J Heart Fail 2008;10:772–9.

［84］Horwich TB, Patel J, MacLellan WR, et al. Cardiac troponin I is associated with impaired hemodynamics, progressive left ventricular dysfunction, and increased mortality rates in advanced heart failure. Circulation

2003;108:833– 8.

[85] Miller WL, Hartman KA, Burritt MF, et al. Profiles of serial changes in cardiac troponin T concentrations and outcome in ambulatory patients with chronic heart failure. J Am Coll Cardiol 2009;54:1715–21.

[86] Sato Y, Yamada T, Taniguchi R, et al. Persistently increased serum concentrations of cardiac troponin t in patients with idiopathic dilated cardiomyopathy are predictive of adverse outcomes. Circulation 2001;103:369 –74.

[87] Perna ER, Macin SM, Canella JP, et al. Ongoing myocardial injury in stable severe heart failure: value of cardiac troponin T monitoring for high-risk patient identification. Circulation 2004;110:2376–82.

[88] Hudson MP, O' Connor CM, Gattis WA, et al. Implications of elevated cardiac troponin T in ambulatory patients with heart failure: a prospective analysis. Am Heart J 2004;147:546 –52.

[89] Tang WH, Francis GS, Morrow DA, et al. National academy of clinical biochemistry laboratory medicine practice guidelines: clinical utilization of cardiac biomarker testing in heart failure. Circulation 2007;116:e99 –109.

[90] Kociol RD, Pang PS, Gheorghiade M, et al. Troponin elevation in heart failure prevalence, mechanisms, and clinical implications. J Am Coll Cardiol 2010;56:1071– 8.

［91］Becattini C, Vedovati MC, Agnelli G. Prognostic value of troponins in acute pulmonary embolism: a meta-analysis. Circulation 2007;116:427–33.

［92］Becattini C, Vedovati MC, Agnelli G. Diagnosis and prognosis of acute pulmonary embolism: focus on serum troponins. Expert Rev Mol Diagn 2008;8:339–49.

［93］Kucher N, Rossi E, De Rossi M, Goldhaber SZ. Prognostic role of echocardiography among patients with acute pulmonary embolism and a systolic arterial pressure of 90 mm Hg or higher. Arch Intern Med 2005;165:1777– 81.

［94］Fremont B, Pacouret G, Jacobi D, et al. Prognostic value of echocardiographic right/left ventricular end-diastolic diameter ratio in patients with acute pulmonary embolism: results from a monocenter registry of 1,416 patients. Chest 2008;133:358–62.

［95］Toosi MS, Merlino JD, Leeper KV. Prognostic value of the shock index along with transthoracic echocardiography in risk stratification of patients with acute pulmonary embolism. Am J Cardiol 2008;101:700–5.

［96］Zhu L, Yang Y, Wu Y, et al. Value of right ventricular dysfunction for prognosis in pulmonary embolism. Int J Cardiol 2008;127:40 –5.

［97］Kreit JW. The impact of right ventricular dysfunction on the prognosis and therapy of normotensive patients with pulmonary embolism. Chest 2004;125:1539–45.

［98］Goldhaber SZ, Visani L, DeRosa M. Acute pulmonary embolism: clinical outcomes in the International Cooperative Pulmonary Embolism Registry (ICOPER). Lancet 1999;353:1386 –9.

［99］ten Wolde M, Söhne M, Quak E, Mac Gillavry MR, Büller HR. Prognostic value of echocardiographically assessed right ventricular dysfunction in patients with pulmonary embolism. Arch Intern Med 2004;164:1685–9.

［100］Gibson NS, Sohne M, Buller HR. Prognostic value of echocardiography and spiral computed tomography in patients with pulmonary embolism. Curr Opin Pulm Med 2005;11:380–4.

［101］Konstantinides S. Pulmonary embolism: impact of right ventricular dysfunction. Curr Opin Cardiol 2005;20:496 –501.

［102］Horlander KT, Leeper KV. Troponin levels as a guide to treatment of pulmonary embolism. Curr Opin Pulm Med 2003;9:374 –7.

［103］Mikulewicz M, Lewczuk J. Importance of cardiac biomarkers in risk stratification in acute pulmonary embolism. Cardiol J 2008;15:17–20.

［104］Giannitsis E, Muller-Bardorff M, Kurowski V, et al. Independent prognostic value of cardiac troponin T in patients with confirmed pulmonary embolism. Circulation 2000;102:211-7.

[105] Meyer T, Binder L, Hruska N, et al. Cardiac troponin I elevation in acute pulmonary embolism is associated with right ventricular dysfunction. J Am Coll Cardiol 2000;36:1632- 6.

[106] Konstantinides S, Geibel A, Olschewski M, et al. Importance of cardiac troponins I and T in risk stratification of patients with acute pulmonary embolism. Circulation 2002;106:1263- 8.

[107] Punukollu G, Khan IA, Gowda RM, et al. Cardiac troponin I release in acute pulmonary embolism in relation to the duration of symptoms. Int J Cardiol 2005;99:207-11.

[108] Aksay E, Yanturali S, Kiyan S. Can elevated troponin I levels predict complicated clinical course and inhospital mortality in patients with acute pulmonary embolism? Am J Emerg Med 2007;25:138-43.

[109] Logeart D, Lecuyer L, Thabut G, et al. Biomarker-based strategy for screening right ventricular dysfunction in patients with non-massive pulmonary embolism. Intensive Care Med 2007;33:286 -92.

[110] Kline JA, Zeitouni R, Marchick MR, et al. Comparison of 8 biomarkers for prediction of right ventricular

hypokinesis 6 months after submassive pulmonary embolism. Am Heart J 2008;156:308–14.

[111] Konstantinides S. Clinical practice: acute pulmonary embolism. N Engl J Med 2008;359:2804 –13.

[112] Tapson VF. Acute pulmonary embolism. N Engl J Med 2008;358: 1037–52.

[113] Konstantinides S, Geibel A, Olschewski M, et al. Association between thrombolytic treatment and the prognosis of hemodynamically stable patients with major pulmonary embolism: results of a multicenter registry. Circulation 1997;96:882– 8.

[114] Konstantinides S, Geibel A, Heusel G, et al. Heparin plus alteplase compared with heparin alone in patients with submassive pulmonary embolism. N Engl J Med 2002;347:1143–50.

[115] Goldhaber SZ. Thrombolytic therapy for patients with pulmonary embolism who are hemodynamically stable but have right ventricular dysfunction: pro. Arch Intern Med 2005;165:2197–9.

[116] 116. Thabut G, Thabut D, Myers RP, et al. Thrombolytic therapy of pulmonary embolism: a meta-analysis. J Am Coll Cardiol 2002;40: 1660–7.

[117] 117. Wan S, Quinlan DJ, Agnelli G, et al. Thrombolysis compared with heparin for the initial treatment of

pulmonary embolism: a metaanalysis of the randomized controlled trials. Circulation 2004;110:744–9.

［118］Thabut G, Logeart D. Thrombolysis for pulmonary embolism in patients with right ventricular dysfunction: con. Arch Intern Med 2005;165:2200 –3.

［119］Dong B, Jirong Y, Liu G, et al. Thrombolytic therapy for pulmonary embolism. Cochrane Database Syst Rev 2006;CD004437.

［120］120. Perlroth DJ, Sanders GD, Gould MK. Effectiveness and costeffectiveness of thrombolysis in submassive pulmonary embolism. Arch Intern Med 2007;167:74–80.

［121］Zamanian RT, Gould MK. Effectiveness and cost effectiveness of thrombolysis in patients with acute pulmonary embolism. Curr Opin Pulm Med 2008;14:422–6.

［122］Leacche M, Unic D, Goldhaber SZ, et al. Modern surgical treatment of massive pulmonary embolism: results in 47 consecutive patients after rapid diagnosis and aggressive surgical approach. J Thorac Cardiovasc Surg 2005;129:1018 –23.

［123］Aklog L, Williams CS, Byrne JG, et al. Acute pulmonary embolectomy: a contemporary approach. Circulation 2002;105:1416 –9.

［124］Kucher N, Goldhaber SZ. Cardiac biomarkers for risk

stratification of patients with acute pulmonary embolism. Circulation 2003;108:2191-4.

[125] Kanderian AS, Francis GS. Cardiac troponins and chronic kidney disease. Kidney Int 2006;69:1112- 4.

[126] Wang AY, Lai KN. Use of cardiac biomarkers in end-stage renal disease. J Am Soc Nephrol 2008;19:1643-52.

[127] Abbas NA, John RI, Webb MC, et al. Cardiac troponins and renal function in nondialysis patients with chronic kidney disease. Clin Chem 2005;51:2059-66.

[128] Wang AY, Lam CW, Wang M, et al. Prognostic value of cardiac troponin T is independent of inflammation, residual renal function, and cardiac hypertrophy and dysfunction in peritoneal dialysis patients. Clin Chem 2007;53:882-9.

[129] Roberts MA, MacMillan N, Hare DL, et al. Cardiac troponin levels in asymptomatic patients on the renal transplant waiting list. Nephrology (Carlton) 2006;11:471- 6.

[130] Möckel M, Schindler R, Knorr L, et al. Prognostic value of cardiac troponin T and I elevations in renal disease patients without acute coronary syndromes: a 9-month outcome analysis. Nephrol Dial Transplant 1999;14:1489-95.

[131] Wood GN, Keevil B, Gupta J, et al. Serum troponin T measurement in patients with chronic renal impairment predicts survival and vascular disease: a 2 year prospec-

tive study. Nephrol Dial Transplant 2003;18:1610 –5.

［132］Havekes B, van Manen JG, Krediet RT, et al. Serum troponin T concentration as a predictor of mortality in hemodialysis and peritoneal dialysis patients. Am J Kidney Dis 2006;47:823–9.

［133］Diris JH, Hackeng CM, Kooman JP, et al. Impaired renal clearance explains elevated troponin T fragments in hemodialysis patients. Circulation 2004;109:23–5.

［134］Ellis K, Dreisbach AW, Lertora JL. Plasma elimination of cardiac troponin I in end-stage renal disease. South Med J 2001;94:993– 6.

［135］Khan NA, Hemmelgarn BR, Tonelli M, et al. Prognostic value of troponin T and I among asymptomatic patients with end-stage renal disease: a meta-analysis. Circulation 2005;112:3088 –96.

［136］Sommerer C, Beimler J, Schwenger V, et al. Cardiac biomarkers and survival in haemodialysis patients. Eur J Clin Invest 2007;37:350–6.

［137］Conway B, McLaughlin M, Sharpe P, et al. Use of cardiac troponin T in diagnosis and prognosis of cardiac events in patients on chronic haemodialysis. Nephrol Dial Transplant 2005;20:2759–64.

［138］Abaci A, Ekici E, Oguzhan A, et al. Cardiac troponins T and I in patients with end-stage renal disease: the relation with left ventricular mass and their prognostic value. Clin Cardiol 2004;27:704 –9.

[139] Duman D, Tokay S, Toprak A, et al. Elevated cardiac troponin T is associated with increased left ventricular mass index and predicts mortality in continuous ambulatory peritoneal dialysis patients. Nephrol Dial Transplant 2005;20:962–7.

[140] Connolly GM, Cunningham R, McNamee PT, et al. Troponin T is an independent predictor of mortality in renal transplant recipients. Nephrol Dial Transplant 2008;23:1019 –25.

[141] Kanwar M, Hashem M, Rosman H, et al. Usefulness of clinical evaluation, troponins, and C-reactive protein in predicting mortality among stable hemodialysis patients. Am J Cardiol 2006;98:1283–7.

[142] K/DOQI Workgroup. K/DOQI clinical practice guidelines for cardiovascular disease in dialysis patients. Am J Kidney Dis 2005;45 Suppl 3:S1–153.

[143] Favory R, Neviere R. Significance and interpretation of elevated troponin in septic patients. Crit Care 2006;10:224 –9.

[144] Maeder M, Fehr T, Rickli H, et al. Sepsis-associated myocardial dysfunction: diagnostic and prognostic impact of cardiac troponins and natriuretic peptides. Chest

2006;129:1349–66.

[145] Rudiger A, Singer M. Mechanisms of sepsis-induced cardiac dysfunction. Crit Care Med 2007;35:1599–608.

[146] Spies C, Haude V, Fitzner R, et al. Serum cardiac troponin T as a prognostic marker in early sepsis. Chest 1998;113:1055– 63.

[147] Fernandes CJ Jr., Akamine N, Knobel E. Cardiac troponin: a new serum marker of myocardial injury in sepsis. Intensive Care Med 1999;25:1165– 8.

[148] Turner A, Tsamitros M, Bellomo R. Myocardial cell injury in septic shock. Crit Care Med 1999;27:1775– 80.

[149] Arlati S, Brenna S, Prencipe L, et al. Myocardial necrosis in ICU patients with acute non-cardiac disease: a prospective study. Intensive Care Med 2000;26:31–7.

[150] ver Elst KM, Spapen HD, Nguyen DN, et al. Cardiac troponins I and T are biological markers of left ventricular dysfunction in septic shock. Clin Chem 2000;46:650 –7.

[151] Ammann P, Fehr T, Minder EI, et al. Elevation of troponin I in sepsis and septic shock. Intensive Care Med 2001;27:965–9.

[152] Ammann P, Maggiorini M, Bertel O, et al. Troponin as a risk factor for mortality in critically ill patients without acute coronary syndromes. J Am Coll Cardiol

2003;41:2004 –9.

[153] Mehta NJ, Khan IA, Gupta V, et al. Cardiac troponin I predicts myocardial dysfunction and adverse outcome in septic shock. Int J Cardiol 2004;95:13–7.

[154] Kalla C, Raveh D, Algur N, et al. Incidence and significance of a positive troponin test in bacteremic patients without acute coronary syndrome. Am J Med 2008;121:909 –15.

[155] Scott EC, Ho HC, Yu M, et al. Pre-existing cardiac disease, troponin I elevation and mortality in patients with severe sepsis and septic shock. Anaesth Intensive Care 2008;36:51–9.

[156] Wallace KB, Hausner E, Herman E, et al. Serum troponins as biomarkers of drug-induced cardiac toxicity. Toxicol Pathol 2004;32: 106–21.

[157] Cardinale D, Sandri MT, Martinoni A, et al. Left ventricular dysfunction predicted by early troponin I release after high-dose chemotherapy. J Am Coll Cardiol 2000;36:517–22.

[158] Sandri MT, Cardinale D, Zorzino L, et al. Minor increases in plasma troponin I predict decreased left ventricular ejection fraction after high-dose chemotherapy. Clin Chem 2003;49:248 –52.

[159] Auner HW, Tinchon C, Linkesch W, et al. Prolonged

monitoring of troponin T for the detection of anthracycline cardiotoxicity in adults with hematological malignancies. Ann Hematol 2003;82:218 –22.

[160] Missov E, Calzolari C, Davy JM, et al. Cardiac troponin I in patients with hematologic malignancies. Coron Artery Dis 1997;8:537– 41.

[161] Cardinale D, Sandri MT, Martinoni A, et al. Myocardial injury revealed by plasma troponin I in breast cancer treated with high-dose chemotherapy. Ann Oncol 2002;13:710 –5.

[162] Kilickap S, Barista I, Akgul E, et al. cTnT can be a useful marker for early detection of anthracycline cardiotoxicity. Ann Oncol 2005;16:798–804.

[163] Zver S, Zadnik V, Bunc M, et al. Cardiac toxicity of high-dose cyclophosphamide in patients with multiple myeloma undergoing autologous hematopoietic stem cell transplantation. Int J Hematol 2007;85:408 –14.

[164] Cardinale D, Sandri MT, Colombo A, et al. Prognostic value of troponin I in cardiac risk stratification of cancer patients undergoing high-dose chemotherapy. Circulation 2004;109:2749 –54.

[165] Cardinale D, Colombo A, Sandri MT, et al. Prevention of high-dose chemotherapy-induced cardiotoxicity in high-risk patients by angiotensin-converting enzyme

inhibition. Circulation 2006;114:2474–81.

[166] Fink FM, Genser N, Fink C, et al. Cardiac troponin T and creatine kinase MB mass concentrations in children receiving anthracycline chemotherapy. Med Pediatr Oncol 1995;25:185–9.

[167] Kismet E, Varan A, Ayabakan C, et al. Serum troponin T levels and echocardiographic evaluation in children treated with doxorubicin. Pediatr Blood Cancer 2004;42:220–4.

[168] Germanakis I, Anagnostatou N, Kalmanti M. Troponins and natriuretic peptides in the monitoring of anthracycline cardiotoxicity. Pediatr Blood Cancer 2008;51:327–33.

[169] Newby LK, Rodriguez I, Finkle J, et al. Troponin measurements during drug development: considerations for monitoring and management of potential cardiotoxicity. An educational collaboration among the Cardiac Safety Research Consortium, the Duke Clinical Research Institute, and the US Food and Drug Administration. Am Heart J 2011;162:64 –73.

[170] Jaffe AS, Babuin L, Apple FS. Biomarkers in acute cardiac disease: the present and the future. J Am Coll Cardiol 2006;48:1–11.

[171] Ellis CR, Di Salvo T. Myocarditis: basic and clinical aspects. Cardiol Rev 2007;15:170 –7.

［172］Pisani B, Taylor DO, Mason JW. Inflammatory myocardial diseases and cardiomyopathies. Am J Med 1997;102:459–69.

［173］Mason JW, O'Connell JB, Herskowitz A, et al., the Myocarditis Treatment Trial Investigators A clinical trial of immunosuppressive therapy for myocarditis. N Engl J Med 1995;333:269 –75.

［174］Smith SC, Ladenson JH, Mason JW, et al. Elevations of cardiac troponin I associated with myocarditis: experimental and clinical correlates. Circulation 1997;95:163– 8.

［175］Matsumori A, Shimada T, Chapman NM, et al. Myocarditis and heart failure associated with hepatitis C virus infection. J Card Fail 2006;12:293– 8.

［176］McNamara DM, Holubkov R, Starling RC, et al. Controlled trial of intravenous immune globulin in recent-onset dilated cardiomyopathy. Circulation 2001;103:2254 –9.

［177］Barbaro G. Cardiovascular manifestations of HIV infection. J R Soc Med 2001;94:384 –90.

［178］Fish AE, Pride YB, Pinto DS. Lyme carditis. Infect Dis Clin North Am 2008;22:275– 88, vi.

［179］Pinto DS. Cardiac manifestations of Lyme disease. Med Clin North Am 2002;86:285–96.

［180］Khongphatthanayothin A, Lertsapcharoen P,

Supachokchaiwattana P, et al. Myocardial depression in dengue hemorrhagic fever: prevalence and clinical description. Pediatr Crit Care Med 2007;8:524 –9.

[181] Ehrhardt S, Wichmann D, Hemmer CJ, et al. Circulating concentrations of cardiac proteins in complicated and uncomplicated Plasmodium falciparum malaria. Trop Med Int Health 2004;9:1099–103.

[182] Eckart RE, Love SS, Atwood JE, et al. Incidence and follow-up of inflammatory cardiac complications after smallpox vaccination. J Am Coll Cardiol 2004;44:201–5.

[183] Lalloo DG, Trevett AJ, Nwokolo N, et al. Electrocardiographic abnormalities in patients bitten by taipans (Oxyuranus scutellatus canni) and other elapid snakes in Papua New Guinea. Trans R Soc Trop Med Hyg 1997;91:53– 6.

[184] Cupo P, de Azevedo-Marques MM, Hering SE. Absence of myocardial involvement in children victims of Crotalus durissus terrificus envenoming. Toxicon 2003;42:741–5.

[185] Gaze DC, Collinson PO. Cardiac troponins as biomarkers of drugand toxin-induced cardiac toxicity and cardioprotection. Expert Opin Drug Metab Toxicol 2005;1:715–25.

[186] Tavli V, Canbal A, Saylan B, et al. Assessment of

myocardial involvement using cardiac troponin-I and echocardiography in rheumatic carditis in Izmir, Turkey. Pediatr Int 2008;50:62– 4.

[187] Alehan D, Ayabakan C, Hallioglu O. Role of serum cardiac troponin T in the diagnosis of acute rheumatic fever and rheumatic carditis. Heart 2004;90:689 –90.

[188] Oran B, Coban H, Karaaslan S, et al. Serum cardiac troponin-I in active rheumatic carditis. Indian J Pediatr 2001;68:943– 4.

[189] Kamblock J, Payot L, Iung B, et al. Does rheumatic myocarditis really exists? Systematic study with echocardiography and cardiac troponin I blood levels. Eur Heart J 2003;24:855– 62.

[190] Gupta M, Lent RW, Kaplan EL, et al. Serum cardiac troponin I in acute rheumatic fever. Am J Cardiol 2002;89:779–82.

[191] Brandt RR, Filzmaier K, Hanrath P. Circulating cardiac troponin I in acute pericarditis. Am J Cardiol 2001;87:1326–8.

[192] Bonnefoy E, Godon P, Kirkorian G, et al. Serum cardiac troponin I and ST-segment elevation in patients with acute pericarditis. Eur Heart J 2000;21:832– 6.

[193] Imazio M, Cecchi E, Demichelis B, et al. Indicators of poor prognosis of acute pericarditis. Circulation

2007;115:2739-44.

[194] Imazio M, Demichelis B, Cecchi E, et al. Cardiac troponin I in acute pericarditis. J Am Coll Cardiol 2003;42:2144-8.

[195] Selvanayagam JB, Hawkins PN, Paul B, et al. Evaluation and management of the cardiac amyloidosis. J Am Coll Cardiol 2007;50:2101-10.

[196] Dispenzieri A, Gertz MA, Kyle RA, et al. Serum cardiac troponins and N-terminal pro-brain natriuretic peptide: a staging system for primary systemic amyloidosis. J Clin Oncol 2004;22:3751-7.

[197] Lebovic D, Hoffman J, Levine BM, et al. Predictors of survival in patients with systemic light-chain amyloidosis and cardiac involvement initially ineligible for stem cell transplantation and treated with oral melphalan and dexamethasone. Br J Haematol 2008;143:369-73.

[198] Miller WL, Wright RS, McGregor CG, et al. Troponin levels in patients with amyloid cardiomyopathy undergoing cardiac transplantation. Am J Cardiol 2001;88:813-5.

[199] Kristen AV, Meyer FJ, Perz JB, et al. Risk stratification in cardiac amyloidosis: novel approaches. Transplantation 2005;80:S151-S155.

[200] Dispenzieri A, Gertz MA, Kyle RA, et al. Prognostication

of survival using cardiac troponins and N-terminal pro-brain natriuretic peptide in patients with primary systemic amyloidosis undergoing peripheral blood stem cell transplantation. Blood 2004;104:1881-7.

[201] Suhr OB, Anan I, Backman C, et al. Do troponin and B-natriuretic peptide detect cardiomyopathy in transthyretin amyloidosis? J Intern Med 2008;263:294 -301.

[202] Gertz M, Lacy M, Dispenzieri A, et al. Troponin T level as an exclusion criterion for stem cell transplantation in light-chain amyloidosis. Leuk Lymphoma 2008;49:36- 41.

[203] Zimmermann R, Baki S, Dengler TJ, et al. Troponin T release after heart transplantation. Br Heart J 1993;69:395- 8.

[204] Hokl J, Cerny J, Nemec P, et al. Serum troponin T in the early posttransplant period and long-term graft function in heart recipients. Transplant Proc 2001;33:2018 -9.

[205] Biagioli B, Simeone F, Marchetti L, et al. Graft functional recovery and outcome after heart transplant: is troponin I a reliable marker? Transplant Proc 2003;35:1519 -22.

[206] Dengler TJ, Gleissner CA, Klingenberg R, et al. Biomarkers after heart transplantation: nongenomic. Heart Fail Clin 2007;3:69-81.

[207] Alexis JD, Lao CD, Selter JG, et al. Cardiac troponin T: a noninvasive marker for heart transplant rejection? J Heart Lung Transplant 1998;17:395– 8.

[208] Mullen JC, Bentley MJ, Scherr KD, et al. Troponin T and I are not reliable markers of cardiac transplant rejection. Eur J Cardiothorac Surg 2002;22:233–7.

[209] Wang CW, Steinhubl SR, Castellani WJ, et al. Inability of serum myocyte death markers to predict acute cardiac allograft rejection. Transplantation 1996;62:1938–41.

[210] Dengler TJ, Zimmermann R, Braun K, et al. Elevated serum concentrations of cardiac troponin T in acute allograft rejection after human heart transplantation. J Am Coll Cardiol 1998;32:405–12.

[211] Chance JJ, Segal JB, Wallerson G, et al. Cardiac troponin T and C-reactive protein as markers of acute cardiac allograft rejection. Clin Chim Acta 2001;312:31–9.

[212] Gleissner CA, Zehelein J, Sack FU, et al. Extended experience and subgroup analysis using cardiac troponin T for rejection monitoring after heart transplantation. Transplant Proc 2002;34:2178–80.

[213] Gleissner CA, Klingenberg R, Nottmeyer W, et al. Diagnostic efficiency of rejection monitoring after heart transplantation with cardiac troponin T is improved in specific patient subgroups. Clin Transplant 2003;17:284

–91.

［214］Faulk WP, Labarrere CA, Torry RJ, et al. Serum cardiac troponin-T concentrations predict development of coronary artery disease in heart transplant patients. Transplantation 1998;66:1335–9.

［215］Labarrere CA, Nelson DR, Cox CJ, et al. Cardiac-specific troponin I levels and risk of coronary artery disease and graft failure following heart transplantation. JAMA 2000;284:457– 64.

［216］El-Chami MF, Nicholson W, Helmy T. Blunt cardiac trauma. J Emerg Med 2008;35:127–33.

［217］Sybrandy KC, Cramer MJ, Burgersdijk C. Diagnosing cardiac contusion: old wisdom and new insights. Heart 2003;89:485–9.

［218］Gunnewiek JM, Van Der Hoeven JG. Cardiac troponin elevations among critically ill patients. Curr Opin Crit Care 2004;10:342– 6.

［219］Kaye P, O' Sullivan I. Myocardial contusion: emergency investigation and diagnosis. Emerg Med J 2002;19:8 –10.

［220］Riou B. Troponin: important in severe trauma and a first step in the biological marker revolution. Anesthesiology 2004;101:1259–60.

［221］Swaanenburg JC, Klaase JM, DeJongste MJ, et al. Troponin I, troponin T, CKMB-activity and CKMB-mass as markers for the detection of myocardial contusion in patients who experienced blunt trauma. Clin Chim Acta 1998;272:171–81.

[222] Bertinchant JP, Polge A, Mohty D, et al. Evaluation of incidence, clinical significance, and prognostic value of circulating cardiac troponin I and T elevation in hemodynamically stable patients with suspected myocardial contusion after blunt chest trauma. J Trauma 2000;48:924–31.

[223] Martin M, Mullenix P, Rhee P, et al. Troponin increases in the critically injured patient: mechanical trauma or physiologic stress? J Trauma 2005;59:1086–91.

[224] Adams JE III, Davila-Roman VG, Bessey PQ, et al. Improved detection of cardiac contusion with cardiac troponin I. Am Heart J 1996;131:308–12.

[225] Collins JN, Cole FJ, Weireter LJ, et al. The usefulness of serum troponin levels in evaluating cardiac injury. Am Surg 2001;67:821–5.

[226] Velmahos GC, Karaiskakis M, Salim A, et al. Normal electrocardiography and serum troponin I levels preclude the presence of clinically significant blunt cardiac injury. J Trauma 2003;54:45–50.

[227] Rajan GP, Zellweger R. Cardiac troponin I as a predictor of arrhythmia and ventricular dysfunction in

trauma patients with myocardial contusion. J Trauma 2004;57:801– 8.

〔228〕 Edouard AR, Felten ML, Hebert JL, et al. Incidence and significance of cardiac troponin I release in severe trauma patients. Anesthesiology 2004;101:1262– 8.

〔229〕 Chan MY, Pronovost PJ. Clinical utility of biomarkers in myocardial injury. Curr Opin Anaesthesiol 2004;17:49 –55.

〔230〕 Fleisher LA, Beckman JA, Brown KA, et al. ACC/ AHA 2007 guidelines on perioperative cardiovascular evaluation and care for noncardiac surgery: a report of the American College of Cardiology/American Heart Association Task Force on Practice Guidelines (Writing Committee to Revise the 2002 Guidelines on Perioperative Cardiovascular Evaluation for Noncardiac Surgery). J Am Coll Cardiol 2007;50:e159 –241.

〔231〕 Sametz W, Metzler H, Gries M, et al. Perioperative catecholamine changes in cardiac risk patients. Eur J Clin Invest 1999;29:582–7.

〔232〕 Oscarsson A, Eintrei C, Anskar S, et al. Troponin T-values provide long-term prognosis in elderly patients undergoing non-cardiac surgery. Acta Anaesthesiol Scand 2004;48:1071–9.

〔233〕 Kertai MD, Boersma E, Klein J, et al. Long-term

prognostic value of asymptomatic cardiac troponin T elevations in patients after major vascular surgery. Eur J Vasc Endovasc Surg 2004;28:59–66.

［234］Lopez-Jimenez F, Goldman L, Sacks DB, et al. Prognostic value of cardiac troponin T after noncardiac surgery: 6-month follow-up data. J Am Coll Cardiol 1997;29:1241–5.

［235］Relos RP, Hasinoff IK, Beilman GJ. Moderately elevated serum troponin concentrations are associated with increased morbidity and mortality rates in surgical intensive care unit patients. Crit Care Med 2003;31:2598–603.

［236］236. Kim LJ, Martinez EA, Faraday N, et al. Cardiac troponin I predicts short-term mortality in vascular surgery patients. Circulation 2002;106:2366 –71.

［237］Horton JW, Garcia NM, White DJ, et al. Postburn cardiac contractile function and biochemical markers of postburn cardiac injury. J Am Coll Surg 1995;181:289 –98.

［238］Chen YN, Luo ZR, Zeng LJ, et al. Cardiac troponin I: a marker for post-burn cardiac injury. Ann Clin Biochem 2000;37 (Pt 4):447–51.

［239］Murphy JT, Horton JW, Purdue GF, et al. Evaluation of troponin-I as an indicator of cardiac dysfunction after thermal injury. J Trauma 1998;45:700–4.

［240］Jensen JK, Bak S, Flemming Hoilund-Carlsen P, et al.

Prevalence of electrocardiographic ST-T changes during acute ischemic stroke in patients without known ischemic heart disease. Int J Cardiol 2008;128:137– 8.

[241] Khechinashvili G, Asplund K. Electrocardiographic changes in patients with acute stroke: a systematic review. Cerebrovasc Dis 2002;14:67–76.

[242] Kopelnik A, Zaroff JG. Neurocardiogenic injury in neurovascular disorders. Crit Care Clin 2006;22:733–52.

[243] 243. Naidech AM, Kreiter KT, Janjua N, et al. Cardiac troponin elevation, cardiovascular morbidity, and outcome after subarachnoid hemorrhage. Circulation 2005;112:2851– 6.

[244] Zaroff JG, Pawlikowska L, Miss JC, et al. Adrenoceptor polymorphisms and the risk of cardiac injury and dysfunction after subarachnoid hemorrhage. Stroke 2006;37:1680 –5.

[245] Yarlagadda S, Rajendran P, Miss JC, et al. Cardiovascular predictors of in-patient mortality after subarachnoid hemorrhage. Neurocrit Care 2006;5:102–7.

[246] Lee VH, Oh JK, Mulvagh SL, et al. Mechanisms in neurogenic stress cardiomyopathy after aneurysmal subarachnoid hemorrhage. Neurocrit Care 2006;5:243–9.

[247] Lee VH, Connolly HM, Fulgham JR, et al. Tako-tsubo cardiomyopathy in aneurysmal subarachnoid hemorrhage:

an underappreciated ventricular dysfunction. J Neurosurg 2006;105:264 –70.

[248] Mayer SA, Lin J, Homma S, et al. Myocardial injury and left ventricular performance after subarachnoid hemorrhage. Stroke 1999;30:780–6.

[249] Jensen JK, Atar D, Mickley H. Mechanism of troponin elevations in patients with acute ischemic stroke. Am J Cardiol 2007;99:867–70.

[250] Jespersen CM, Fischer HJ. Myocardial stress in patients with acute cerebrovascular events. Cardiology 2008;110:123– 8.

[251] Parekh N, Venkatesh B, Cross D, et al. Cardiac troponin I predicts myocardial dysfunction in aneurysmal subarachnoid hemorrhage. J Am Coll Cardiol 2000;36:1328 –35.

[252] Chalela JA, Ezzeddine MA, Davis L, et al. Myocardial injury in acute stroke: a troponin I study. Neurocrit Care 2004;1:343– 6.

[253] Di Angelantonio E, Fiorelli M, Toni D, et al. Prognostic significance of admission levels of troponin I in patients with acute ischaemic stroke. J Neurol Neurosurg Psychiatry 2005;76:76–81.

[254] Ay H, Arsava EM, Saribas O. Creatine kinase-MB elevation after stroke is not cardiac in origin: comparison

with troponin T levels. Stroke 2002;33:286 –9.

[255] Jensen JK, Kristensen SR, Bak S, et al. Frequency and significance of troponin T elevation in acute ischemic stroke. Am J Cardiol 2007;99:108 –12.

[256] Sandhu R, Aronow WS, Rajdev A, et al. Relation of cardiac troponin I levels with in-hospital mortality in patients with ischemic stroke, intracerebral hemorrhage, and subarachnoid hemorrhage. Am J Cardiol 2008;102:632– 4.

[257] Christensen H, Johannesen HH, Christensen AF, et al. Serum cardiac troponin I in acute stroke is related to serum cortisol and TNF-alpha. Cerebrovasc Dis 2004;18:194 –9.

[258] James P, Ellis CJ, Whitlock RM, et al. Relation between troponin T concentration and mortality in patients presenting with an acute stroke: observational study. BMJ 2000;320:1502– 4.

[259] Fure B, Bruun WT, Thommessen B. Electrocardiographic and troponin T changes in acute ischaemic stroke. J Intern Med 2006;259:592–7.

[260] Hays A, Diringer MN. Elevated troponin levels are associated with higher mortality following intracerebral hemorrhage. Neurology 2006;66:1330–4.

[261] Watkin RW, Lang S, Smith JM, et al. Role of troponin

I in active infective endocarditis. Am J Cardiol 2004;94:1198 –9.

[262] Purcell JB, Patel M, Khera A, et al. Relation of troponin elevation to outcome in patients with infective endocarditis. Am J Cardiol 2008;101:1479–81.

[263] Tsenovoy P, Aronow WS, Joseph J, et al. Patients with infective endocarditis and increased cardiac troponin I levels have a higher incidence of in-hospital mortality and valve replacement than those with normal cardiac troponin I levels. Cardiology 2009;112:202– 4.

[264] Alhakeem M, Arabi A, Arab L, et al. Unusual sites of metastatic involvement: intracardiac metastasis from laryngeal carcinoma. Eur J Echocardiogr 2008;9:323–5.

[265] Lewis CM. Clinical presentation and investigation of cardiac tumors. Semin Diagn Pathol 2008;25:65– 8.

[266] Ekmektzoglou KA, Samelis GF, Xanthos T. Heart and tumors: location, metastasis, clinical manifestations, diagnostic approaches and therapeutic considerations. J Cardiovasc Med (Hagerstown) 2008;9:769 –77.

[267] Bussani R, De-Giorgio F, Abbate A, et al. Cardiac metastases. J Clin Pathol 2007;60:27–34.

[268] Neragi-Miandoab S, Kim J, Vlahakes GJ. Malignant tumours of the heart: a review of tumour type, diagnosis and therapy. Clin Oncol (R Coll Radiol) 2007;19:748

−56.

[269] Butany J, Nair V, Naseemuddin A, et al. Cardiac tumours: diagnosis and management. Lancet Oncol 2005;6:219 −28.

[270] Burke A. Primary malignant cardiac tumors. Semin Diagn Pathol 2008;25:39–46.

[271] Burke A, Jeudy J Jr., Virmani R. Cardiac tumours: an update: cardiac tumours. Heart 2008;94:117–23.

[272] Vaideeswar P, Butany JW. Benign cardiac tumors of the pluripotent mesenchyme. Semin Diagn Pathol 2008;25:20–8.

[273] Gotlieb AI. Cardiac fibromas. Semin Diagn Pathol 2008;25:17–9.

[274] Shanmugam G. Primary cardiac sarcoma. Eur J Cardiothorac Surg 2006;29:925–32.

[275] Luk A, Ahn E, Vaideeswar P, et al. Pericardial tumors. Semin Diagn Pathol 2008;25:47–53.

[276] Miller DV, Edwards WD. Cardiovascular tumor-like conditions. Semin Diagn Pathol 2008;25:54–64.

[277] Hohman DW, Noghrehkar D, Ratnayake S. Lymphangioleiomyomatosis: A review. Eur J Intern Med 2008;19:319 –24.

[278] Pantanowitz L, Dezube BJ. Kaposi sarcoma in unusual locations. BMC Cancer 2008;8:190.

[279] Agewall S. Increases of creatine kinase MB and cardiac troponin T in serum of a patient with uterine leiomyosarcoma. Clin Chem 2000;46:2016 –7.

[280] Isotalo PA, Greenway DC, Donnelly JG. Metastatic alveolar rhabdomyosarcoma with increased serum creatine kinase MB and cardiac troponin T and normal cardiac troponin I. Clin Chem 1999;45:1576–8.

[281] Bhattacharyya S, Davar J, Dreyfus G, et al. Carcinoid heart disease. Circulation 2007;116:2860 –5.

[282] Meijer WG, Swaanenburg JC, van Veldhuisen D, Kema IP, Willemse PH, de Vries EG. Troponin I, troponin T, and creatine kinase-MB mass in patients with the carcinoid syndrome with and without heart failure. Clin Chem 1999;45:2296 –7.

[283] Sato Y, Taniguchi R, Yamada T, et al. Measurement of serum concentrations of cardiac troponin T in patients with hypereosinophilic syndrome: a sensitive non-invasive marker of cardiac disorder. Intern Med 2000;39:350.

[284] McCarthy LJ, Danielson CF, Skipworth EM, et al. Myocardial infarction/injury is relatively common at presentation of acute thrombotic thrombocytopenic purpura: the Indiana University experience. Ther Apher 2002;6:2– 4.

［285］Patschan D, Witzke O, Duhrsen U, et al. Acute myocardial infarction in thrombotic microangiopathies— clinical characteristics, risk factors and outcome. Nephrol Dial Transplant 2006;21:1549 –54.

［286］Sakha K, Samadi M, Rezamand A. Cardiac involvement of major thalassemia and evaluation of total serum creatine kinase and creatine kinase-mB isoenzyme and cardiac troponinI in these patients. Pak J Biol Sci 2008;11:1059–62.

［287］Aslam AK, Rodriguez C, Aslam AF, et al. Cardiac troponin I in sickle cell crisis. Int J Cardiol 2009;133:138 –9.

［288］Lippi G, De Franceschi L, Salvagno GL, Pavan C, Montagnana M, Guidi GC. Cardiac troponin T during sickle cell crisis. Int J Cardiol 2009;136:357– 8.

［289］Mekontso DA, Leon R, Habibi A, et al. Pulmonary hypertension and cor pulmonale during severe acute chest syndrome in sickle cell disease. Am J Respir Crit Care Med 2008;177:646 –53.

［290］Pavlu J, Ahmed RE, O'Regan DP, et al. Myocardial infarction in sickle-cell disease. Lancet 2007;369:246.

［291］Tubridy N, Fontaine B, Eymard B. Congenital myopathies and congenital muscular dystrophies. Curr Opin Neurol 2001;14:575– 82.

［292］Finsterer J, Stollberger C, Krugluger W. Cardiac and

noncardiac, particularly neuromuscular, disease with troponin-T positivity. Neth J Med 2007;65:289 –95.

[293] Hoogerwaard EM, Schouten Y, van der Kooi AJ, et al. Troponin T and troponin I in carriers of Duchenne and Becker muscular dystrophy with cardiac involvement. Clin Chem 2001;47:962–3.

[294] Lundberg IE. Cardiac involvement in autoimmune myositis and mixed connective tissue disease. Lupus 2005;14:708 –12.

[295] Yasutake H, Seino Y, Kashiwagi M, et al. Detection of cardiac sarcoidosis using cardiac markers and myocardial integrated backscatter. Int J Cardiol 2005;102:259–68.

[296] Montagnana M, Lippi G, Volpe A, et al. Evaluation of cardiac laboratory markers in patients with systemic sclerosis. Clin Biochem 2006;39:913–7.

[297] Lindberg C, Klintberg L, Oldfors A. Raised troponin T in inclusion body myositis is common and serum levels are persistent over time. Neuromuscul Disord 2006;16:495–7.

[298] Yazici Y, Kagen LJ. Cardiac involvement in myositis. Curr Opin Rheumatol 2002;14:663–5.

[299] Kobayashi S, Tanaka M, Tamura N, et al. Serum cardiac troponin T in polymyositis/dermatomyositis. Lancet 1992;340:726.

［300］ Hamilton JS, Sharpe PC. Two cases of inflammatory muscle disease presenting with raised serum concentrations of troponin T. J Clin Pathol 2005;58:1323– 4.

［301］ Kiely PD, Bruckner FE, Nisbet JA, et al. Serum skeletal troponin I in inflammatory muscle disease: relation to creatine kinase, CKMB and cardiac troponin I. Ann Rheum Dis 2000;59:750 –1.

［302］ Watts RA. Wegener's granulomatosis: unusual presentations. Hosp Med 2000;61:250 –3.

［303］ Okura Y, Dec GW, Hare JM, et al. A clinical and histopathologic comparison of cardiac sarcoidosis and idiopathic giant cell myocarditis. J Am Coll Cardiol 2003;41:322–9.

［304］ Nikolaou NI, Spanodimos SG, Tsaglis EP, et al. Biochemical evidence of cardiac damage following transvenous implantation of a permanent antibradycardia pacemaker lead. Pacing Clin Electrophysiol 2005;28:1174–81.

［305］ Dworschak M, Franz M, Khazen C, et al. Mechanical trauma as the major cause of troponin T release after transvenous implantation of cardioverter/defibrillators. Cardiology 2001;95:212– 4.

［306］ Schluter T, Baum H, Plewan A, et al. Effects of implantable cardioverter defibrillator implantation and shock application on biochemical markers of myocardial damage. Clin Chem 2001;47:459–63.

［307］Gorenek B, Kudaiberdieva G, Goktekin O, et al. Detection of myocardial injury after internal cardioversion for atrial fibrillation. Can J Cardiol 2004;20:165– 8.

［308］Joglar JA, Kessler DJ, Welch PJ, et al. Effects of repeated electrical defibrillations on cardiac troponin I levels. Am J Cardiol 1999;83:270–2.

［309］Garre L, Alvarez A, Rubio M, et al. Use of cardiac troponin T rapid assay in the diagnosis of a myocardial injury secondary to electrical cardioversion. Clin Cardiol 1997;20:619 –21.

［310］Grubb NR, Cuthbert D, Cawood P, et al. Effect of DC shock on serum levels of total creatine kinase, MB-creatine kinase mass and troponin T. Resuscitation 1998;36:193–9.

［311］Lund M, French JK, Johnson RN, et al. Serum troponins T and I after elective cardioversion. Eur Heart J 2000;21:245–53.

［312］Skulec R, Belohlavek J, Kovarnik T, et al. Serum cardiac markers response to biphasic and monophasic electrical cardioversion for supraventricular tachyarrhythmia—a randomised study. Resuscitation 2006;70:423–31.

［313］ Kosior DA, Opolski G, Tadeusiak W, et al. Serum troponin I and myoglobin after monophasic versus biphasic transthoracic shocks for cardioversion of persistent atrial fibrillation. Pacing Clin Electrophysiol 2005;28 Suppl 1:S128 –32.

［314］ Ho JD, Miner JR, Lakireddy DR, et al. Cardiovascular and physiologic effects of conducted electrical weapon discharge in resting adults. Acad Emerg Med 2006;13:589 –95.

［315］ Li D, Guo J, Xu Y, et al. The surface electrocardiographic changes after radiofrequency catheter ablation in patients with idiopathic left ventricular tachycardia. Int J Clin Pract 2004;58:11– 8.

［316］ Katritsis DG, Hossein-Nia M, Anastasakis A, et al. Myocardial injury induced by radiofrequency and low energy ablation: a quantitative study of CK isoforms, CK-MB, and troponin-T concentrations. Pacing Clin Electrophysiol 1998;21:1410–6.

［317］ Madrid AH, del Rey JM, Rubi J, et al. Biochemical markers and cardiac troponin I release after radiofrequency catheter ablation:approach to size of necrosis. Am Heart J 1998;136:948 –55.

［318］ Manolis AS, Vassilikos V, Maounis T, et al. Detection of myocardial injury during radiofrequency catheter ablation by measuring serum cardiac troponin I levels: procedural correlates. J Am Coll Cardiol 1999;34:1099 –105.

[319] Bednarek J, Tomala I, Majewski J, et al. Biochemical markers of myocardial damage after radiofrequency ablation. Kardiol Pol 2004; 60:335– 41.

[320] Emkanjoo Z, Mottadayen M, Givtaj N, et al. Evaluation of postradiofrequency myocardial injury by measuring cardiac troponin I levels. Int J Cardiol 2007;117:173–7.

[321] Hirose H, Kato K, Suzuki O, et al. Diagnostic accuracy of cardiac markers for myocardial damage after radiofrequency catheter ablation. J Interv Card Elec trophysiol 2006;16:169 –74.

[322] Haegeli LM, Kotschet E, Byrne J, et al. Cardiac injury after percutaneous catheter ablation for atrial fibrillation. Europace 2008;10:273–5.

[323] Hochholzer W, Schlittenhardt D, Arentz T, et al. Platelet activation and myocardial necrosis in patients undergoing radiofrequency and cryoablation of isthmus-dependent atrial flutter. Europace 2007;9:490–5.

[324] Lin CC, Chiu TF, Fang JY, et al. The influence of cardiopulmonary resuscitation without defibrillation on serum levels of cardiac enzymes:a time course study of out-of-hospital cardiac arrest survivors. Resuscitation

2006;68:343–9.

[325] Geddes J, Deans KA, Cormack A, et al. Cardiac troponin I concentrations in people presenting with diabetic ketoacidosis. Ann Clin Biochem 2007;44:391–3.

[326] Atabek ME, Pirgon O, Oran B, et al. Increased cardiac troponin I concentration in diabetic ketoacidosis. J Pediatr Endocrinol Metab 2004;17:1077– 82.

[327] Al-Mallah M, Zuberi O, Arida M, et al. Positive troponin in diabetic ketoacidosis without evident acute coronary syndrome predicts adverse cardiac events. Clin Cardiol 2008;31:67–71.

[328] Buschmann IR, Bondke A, Elgeti T, et al. Positive cardiac troponin I and T and chest pain in a patient with iatrogenic hypothyroidism and no coronary artery disease. Int J Cardiol 2007;115:e83–5.

[329] Gunduz H, Arinc H, Yolcu M, Akdemir R, Kanat M, Uyan C. A case of hypothyroidism mimicking acute coronary syndrome. Int J Cardiovasc Imaging 2006;22:141–5.

[330] Cohen LF, Mohabeer AJ, Keffer JH, et al. Troponin I in hypothyroidism. Clin Chem 1996;42:1494 –5.

[331] Baillard C, Boussarsar M, Fosse JP, et al. Cardiac troponin I in patients with severe exacerbation of chronic obstructive pulmonary disease. Intensive Care Med

2003;29:584 –9.

[332] Brekke PH, Omland T, Holmedal SH, et al. Troponin T elevation and long-term mortality after chronic obstructive pulmonary disease exacerbation. Eur Respir J 2008;31:563–70.

[333] Prasad A, Lerman A, Rihal CS. Apical ballooning syndrome (Tako-Tsubo or stress cardiomyopathy): a mimic of acute myocardial infarction. Am Heart J 2008;155:408 –17.

[334] Pilgrim TM, Wyss TR. Takotsubo cardiomyopathy or transient left ventricular apical ballooning syndrome: a systematic review. Int J Cardiol 2008;124:283–92.

[335] Becker LC, Pepine CJ, Bonsall R, et al. Left ventricular, peripheral vascular, and neurohumoral responses to mental stress in normal middle-aged men and women. Reference Group for the Psychophysiological Investigations of Myocardial Ischemia (PIMI) Study. Circulation 1996;94:2768 –77.

[336] Otsuka M, Kohno K, Itoh A. Periodic fluctuation of blood pressure and transient left ventricular apical ballooning in pheochromocytoma. Heart 2006;92:1837.

[337] Sanchez-Recalde A, Costero O, Oliver JM, et al. Images in cardiovascular medicine: pheochromocytoma-related cardiomyopathy: inverted Takotsubo contractile pattern.

Circulation 2006;113:e738–9.

［338］Naredi S, Lambert G, Eden E, et al. Increased sympathetic nervous activity in patients with nontraumatic subarachnoid hemorrhage. Stroke 2000;31:901–6.

［339］Shivvers SA, Wians FH Jr., Keffer JH, Ramin SM. Maternal cardiac troponin I levels during normal labor and delivery. Am J Obstet Gynecol 1999;180:122.

［340］Koscica KL, Bebbington M, Bernstein PS. Are maternal serum troponin I levels affected by vaginal or cesarean delivery? Am J Perinatol 2004;21:31–4.

［341］Moran C, Ni Bhuinneain M, Geary M, Cunningham S, McKenna P,Gardiner J. Myocardial ischaemia in normal patients undergoing elective Caesarean section: a peripartum assessment. Anaesthesia 2001;56:1051–8.

［342］Adamcova M, Kokstein Z, Palicka V, et al. Cardiac troponin T in pregnant women having intravenous tocolytic therapy. Arch Gynecol Obstet 1999;262:121–6.

［343］Fleming SM, O'Gorman T, Finn J, Grimes H, Daly K, Morrison JJ. Cardiac troponin I in pre-eclampsia and gestational hypertension. BJOG 2000;107:1417–20.

［344］Joyal D, Leya F, Koh M, et al. Troponin I levels in patients with preeclampsia. Am J Med 2007;120:819–4.

［345］Atalay C, Erden G, Turhan T, et al. The effect of

magnesium sulfate treatment on serum cardiac troponin I levels in preeclamptic women. Acta Obstet Gynecol Scand 2005;84:617–21.

[346] Hu CL, Li YB, Zou YG, et al. Troponin T measurement can predict persistent left ventricular dysfunction in peripartum cardiomyopathy. Heart 2007;93:488 –90.

[347] Koller A, Mair J, Mayr M, et al. Diagnosis of myocardial injury in marathon runners. Ann N Y Acad Sci 1995;752:234 –5.

[348] Roth HJ, Leithauser RM, Doppelmayr H, et al. Cardiospecificity of the 3rd generation cardiac troponin T assay during and after a 216 km ultra-endurance marathon run in Death Valley. Clin Res Cardiol 2007;96:359–64.

[349] Shave R, Dawson E, Whyte G, et al. The cardiospecificity of the third-generation cTnT assay after exercise-induced muscle damage. Med Sci Sports Exerc 2002;34:651– 4.

[350] Saenz AJ, Lee-Lewandrowski E, Wood MJ, et al. Measurement of a plasma stroke biomarker panel and cardiac troponin T in marathon runners before and after the 2005 Boston marathon. Am J Clin Pathol 2006;126:185–9.

[351] Neumayr G, Gaenzer H, Pfister R, et al. Plasma levels of cardiac troponin I after prolonged strenuous endurance

exercise. Am J Cardiol 2001;87:369 –71.

[352] Siegel AJ, Sholar M, Yang J, et al. Elevated serum cardiac markers in asymptomatic marathon runners after competition: is the myocardium stunned? Cardiology 1997;88:487–91.

[353] Koller A, Summer P, Moser H. Regular exercise and subclinical myocardial injury during prolonged aerobic exercise. JAMA 1999;282:1816.

[354] Neilan TG, Januzzi JL, Lee-Lewandrowski E, et al. Myocardial injury and ventricular dysfunction related to training levels among nonelite participants in the Boston marathon. Circulation 2006;114:2325–33.

[355] Shave R, Baggish A, George K, et al. Exercise-induced cardiac troponin elevation: evidence, mechanisms, and implications. J Am Coll Cardiol 2010;56:169 –76.

[356] Lofberg M, Tahtela R, Harkonen M, et al. Myosin heavy-chain fragments and cardiac troponins in the serum in rhabdomyolysis: diagnostic specificity of new biochemical markers. Arch Neurol 1995;52:1210–4.

[357] Lavoinne A, Hue G. Serum cardiac troponins I and T in early posttraumatic rhabdomyolysis. Clin Chem 1998;44:667– 8.

[358] Punukollu G, Gowda RM, Khan IA, et al. Elevated serum cardiac troponin I in rhabdomyolysis. Int J Cardiol

2004;96:35– 40.

［359］Li SF, Zapata J, Tillem E. The prevalence of false-positive cardiac troponin I in ED patients with rhabdomyolysis. Am J Emerg Med 2005;23:860 –3.

［360］Hirata K, Kyushima M, Asato H. Electrocardiographic abnormalities in patients with acute aortic dissection. Am J Cardiol 1995;76:1207–12.

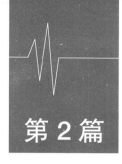

第2篇

高敏心肌肌钙蛋白在急性冠状动脉综合征中的应用中国专家共识 *

中华医学会心血管病学分会中华心血管病杂志编辑委员会

急性冠状动脉综合征发病率高，致死致残率高，早期识别和早期治疗能明显降低病死率，改善远期预后。心肌损伤标志物，尤其是肌钙蛋白，是诊断心肌梗死和对急性冠状动脉综合征危险分层的主要依据之一。高敏心肌肌钙蛋白的检测比传统检测方法的敏感度和特异度更高，目前已在国内较大范围使用。但由于高敏心肌肌钙蛋白检测进入临床应用的时间不长，在临床实践中，心血管科、急诊科和其他科室医师对如何应用高敏心肌肌钙蛋白检测仍存有疑问。

中华医学会心血管病学分会组织心内科和检验科专家，制定高敏心肌肌钙蛋白在急性冠状动脉综合征中应用的共

* 本共识发表在中华心血管病杂志 2012 年 10 月第 40 卷第 10 期第 809 页～ 812 页

识，规范高敏心肌肌钙蛋白的应用，提升临床医师对高敏心肌肌钙蛋白用于急性冠状动脉综合征诊断、危险分层和预后判断的重要价值的认知，指导临床医师正确解读高敏心肌肌钙蛋白检测结果，以便快速建立或排除急性冠状动脉综合征诊断，及时合理治疗患者。

1 高敏心肌肌钙蛋白与心脏生物标志物

1.1 急性冠状动脉综合征的概念

急性冠状动脉综合征是一组以急性心肌缺血症状为主要表现的冠状动脉疾病的总称，包括 ST 段抬高型心肌梗死、非 ST 段抬高型心肌梗死和不稳定型心绞痛[1]。急性冠状动脉综合征的主要病理机制是不稳定的冠状动脉粥样硬化斑块破裂或内膜损伤，促进血小板聚集和纤维蛋白堆积，血栓形成，冠状动脉部分或完全闭塞，产生心肌缺血；持续的心肌缺血引发心肌细胞坏死，称为心肌梗死。

1.2 心脏损伤标志物临床应用的演变

心肌细胞损伤后，细胞各种成分进入血液循环，其中某些成分能较为特异和敏感地反映心肌损伤，成为心肌损伤标志物。心肌损伤标志物与临床表现、心电图一起为心肌梗死诊断提供依据。损伤的心肌细胞释放多种蛋白质和其他大分子，进入血液，心肌损伤标志物的应用经历了从天冬氨酸氨基转移酶到乳酸脱氢酶，再到肌红蛋白、肌酸激酶、心肌肌酸激酶同工酶和心肌肌酸激酶同工酶质量，最后到心肌肌钙蛋白的发展过程。这一演变体现心肌损伤标志物检测的敏感度和特异度越来越高，目前非常微小的心肌损伤都能被检测出来，帮助医师认识到心肌损伤标志物不仅可以区分有无心肌梗死，也可用于急性冠状动脉综合征的危险程度分层。

2 高敏心肌肌钙蛋白概述

2.1 心肌肌钙蛋白概述

肌钙蛋白是横纹肌收缩的一种调节蛋白，是骨骼肌和心肌的结构蛋白[2]，由肌钙蛋白 I、肌钙蛋白 T 和肌钙蛋白 C 3 个亚基组成复合体，90% 位于横纹肌肌丝上。肌钙蛋白 I 和肌钙蛋白 T 的心肌亚型（心肌肌钙蛋白 I 和心肌肌钙蛋白 T）与骨骼肌中对应的蛋白来自不同的基因，具有独特的抗原表位，心肌特异度较高。

当心肌缺血导致心肌损伤时，首先是在胞浆中游离的少量心肌肌钙蛋白 I 和心肌肌钙蛋白 T 迅速释放进入血液循环，外周血中浓度迅速升高，在发病后 4h 内即可测得。随着心肌肌丝缓慢而持续的降解，心肌肌钙蛋白 I 和心肌肌钙蛋白 T 不断释放进入血液，升高持续时间可长达 2 周[3]，有很长的诊断窗口期。

心肌肌钙蛋白对心肌损伤具有很高的敏感度和特异度，

已取代肌酸激酶同工酶质量成为急性冠状动脉综合征诊断的首选心肌损伤标志物。2007 年美国临床生化学会关于急性冠状动脉综合征生化标志物的实践指南[4]，建议心肌肌钙蛋白为诊断心肌梗死的首选生物标志物，心肌肌钙蛋白测定值应高于参考范围上限第 99 百分位值（同时要求检测方法在该值处的不精密度，即变异系数 ≤ 10%）。

2.2 高敏心肌肌钙蛋白

传统的心肌肌钙蛋白检测方法，由于检测方法灵敏度相对不高，难以测到血循环中低水平的心肌肌钙蛋白，在缺血症状或心电图改变不典型时，有可能导致延迟诊断甚至误诊，不利于对患者的早期诊断、风险评估和预后判断。传统检测方法的精密度也无法达到在参考范围上限第 99 百分位值时变异系数 ≤ 10% 的要求，临床实践迫切要求能够有灵敏度和精密度更高的检测方法。

近年来，新的高敏感方法检测心肌肌钙蛋白的技术在临床实践中日渐增多。当前国内外尚无十分明确的高敏心肌肌钙蛋白定义，主要根据最低检出限和测定的不精密度两方面在低心肌肌钙蛋白浓度范围的分析性能判定。用高敏感方法能够检测到目前传统方法不能发现的心肌肌钙蛋白（如低至10ng/L）水平；或把符合指南要求检测的系统或试剂检测变异系数 ≤ 10% 的最小检测值接近第 99 百分位值的心肌肌钙蛋白称为高敏心肌肌钙蛋白；又或把能在部分或全部表面健康人群中检测到心肌肌钙蛋白、同时第 99 百分位值变异系

数 ≤ 10% 称为高敏心肌肌钙蛋白 [5-7]。

由于高敏心肌肌钙蛋白较传统检测方法的检测低限低 10 ～ 100 倍，同时满足在参考范围上限第 99 百分位值时变异系数 ≤ 10% 的分析精密度要求，一次检测值对心肌梗死的阴性预测值 >95%，发病后 3 h 以内 2 次检测对诊断心肌梗死的敏感度可达 100%。在临床研究证据基础上 [8-12]，欧洲心脏病学会（ESC）在 2011 年颁布的非 ST 段抬高型急性冠状动脉综合征指南 [13]，已将高敏心肌肌钙蛋白作为急性冠状动脉综合征诊断和危险分层的主要依据。

3 高敏心肌肌钙蛋白的检测

目前国内外临床实践中应用的高敏心肌肌钙蛋白诊断试剂有许多种，检测试剂高敏感的标准是在参考范围上限达到检测变异系数 ≤ 10%。

各实验室在选择不同检测方法时，应评估各种检测试剂的检测性能。在尚无通用标准的情况下，美国学者 Apple[14] 建议，根据检测方法在参考上限第 99 百分位值的变异系数分为指南可接受（变异系数 ≤ 10%）、临床可接受（10%< 变异系数 ≤ 20%）和不可接受（变异系数 >20%）。该方案又根据不同检测方法在表面健康人群中检测出心肌肌钙蛋白的比例，分为 4 个水平：检出率 <50% 为水平 1，检出率 50% ～ 75% 为水平 2，检出率 75% ～ 95% 为水平 3，检出率 >95% 为水平 4。张春燕等 [15] 和宋凌燕等 [16] 对国内较常见的几种高敏心肌肌钙蛋白 I 和高敏心肌肌钙蛋白 T 检测试剂进行评估，在表面健康人群中建立了几种试剂的参考范围。结果显示高敏心肌肌钙蛋白 I 抗体夹心法（检测抗体针对 41～49 氨基酸肽段）为临床可接受，水平 1；高敏心肌肌钙蛋白 I 双抗体夹心法为临床可接受，水平 2；高敏心肌肌钙蛋白 I 三抗体夹心法（检测抗体针对 87～91 氨基酸肽段）为指南可接受，水平 4；高敏心肌肌钙蛋白 T 的检测方法为指南可接受。

临床医师应认识到检测样品的采集和保存对检测结果也有影响，如采血的试管、血浆样品的抗凝剂种类、保存的温度和时间长短，这些因素也是各个实验室建立标准操作规范时需要考虑的。心肌肌钙蛋白检测周期即从采样、检测到给出报告至临床医师的时间一般要求在 1h 之内 [17]。在临床工作中，应了解本机构所使用的检测试剂的特点和检验性能，包括参考范围值、不精密度、敏感度和特异度、阴性预测值和阳性预测值。

目前很多医院使用即时检验检测心肌肌钙蛋白，但即时检验检测的敏感度低于医院检验部门的高敏心肌肌钙蛋白检测方法，不能完全以即时检验检测的阴性结果排除急性心肌梗死。即时检验结果存有疑问时，可再次送检验科检测.

4 高敏心肌肌钙蛋白在急性冠状动脉综合征中的临床应用

4.1 高敏心肌肌钙蛋白在急性冠状动脉综合征诊断中的应用方案

对临床表现可疑的胸痛、胸闷及其他不典型症状或包括心电图在内的辅助检查异常，临床医师需对除外急性冠状动脉综合征者立即检测心肌肌钙蛋白，如有条件，应使用高敏检测方法。高敏心肌肌钙蛋白检测值必须结合患者的临床表现和心电图特征，来确定或排除急性冠状动脉综合征诊断。

对临床症状和（或）心电图特征高度符合急性冠状动脉综合征的患者，就诊时首次高敏心肌肌钙蛋白检测值明显高于就诊机构给出的参考范围上限，可确诊为急性心肌梗死。

对患者就诊时首次高敏心肌肌钙蛋白检测值虽有升高，但临床表现不够典型，不足以立刻确诊急性心肌梗死，如无排除的充分诊断证据，应在 3h 内重复检测 1 次高敏心肌肌钙蛋白。如果 2 次检测值间的差异≥ 20%（或 30%），可确诊急性心肌梗死。如检测值无变化，需考虑其他疾病可能。

对胸痛发作后超过 6h 就诊的患者，如果首次高敏心肌肌钙蛋白检测值低于参考范围上限，此时无胸痛症状，排除引起胸痛的其他疾病可能，并且患者总体心血管危险评价较低，可予出院，门诊随访。

患者在胸痛发作 6h 内就诊，首次高敏心肌肌钙蛋白检测值低于参考范围上限，需在 3h 内重复检测 1 次高敏心肌肌钙蛋白。如检测值无变化，在排除引起胸痛的其他疾病后，可予出院，门诊随访。如果两次检测值间差异≥20%（或30%），可确诊急性心肌梗死。

经上述步骤，不能排除急性心肌梗死，仍高度怀疑有临床指征，或缺血症状再次发作的患者，可于 12 ～ 24h 内重复检测 [4]。

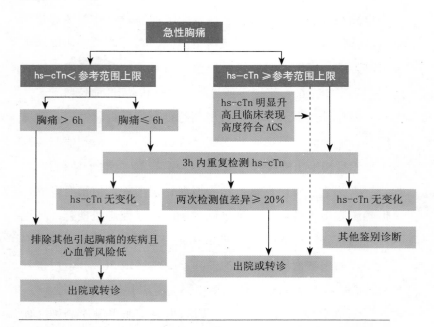

图 2-1　急性冠状动脉综合征诊断流程。hs-cTn：高敏心肌肌钙蛋白

4.2 鉴别诊断

由于高敏心肌肌钙蛋白在稳定型心绞痛患者中也可以检出 [18]，高敏心肌肌钙蛋白动态变化（2 个时间点之间的检测

值差异≥ 20% 或 30%）有助于区别急性和慢性升高，尤其对检测值略高于参考范围上限的患者，能提高诊断准确率。

除急性冠状动脉综合征和稳定型心绞痛，很多疾病可能出现心肌肌钙蛋白升高，而随着检测敏感度的提高，高敏心肌肌钙蛋白低水平的升高将更为多见。以胸痛症状就诊、危及生命的主动脉夹层和肺动脉栓塞，都会出现心肌肌钙蛋白升高，应注意鉴别。急性和慢性心力衰竭时，心肌肌钙蛋白可升高，而急性冠状动脉综合征可能是急性心力衰竭或慢性心力衰竭加重的原因，应区别心肌肌钙蛋白的升高是源自心力衰竭时的心肌损伤还是合并急性冠状动脉综合征。

非急性冠状动脉综合征心肌肌钙蛋白升高的心原性病因有：急性和重度慢性心力衰竭、高血压危象、快速或缓慢性心律失常、心脏挫伤、心脏消融、起搏、心脏电复律、心内膜活检、心肌炎等疾病；主动脉夹层、主动脉瓣疾病、肥厚型心肌病、心尖球形综合征、肺动脉栓塞和重度肺动脉高压[13]。

非急性冠状动脉综合征心肌肌钙蛋白升高的非心原性病因有：急性或慢性肾功能衰竭、急性神经系统病变（包括卒中或蛛网膜下腔出血）、甲状腺功能减退、浸润性疾病（如淀粉样变性、血色病、结节病、硬皮病）、药物毒性（如阿霉素、5- 氟尿嘧啶、曲妥珠单抗、蛇毒）、烧伤 >30% 体表面积、横纹肌溶解和严重疾病患者（呼吸衰竭、脓毒症等疾病）[13]。

4.3 高敏心肌肌钙蛋白检测的临床应用优势

4.3.1 明显改善急性心肌梗死的早期诊断

在症状出现的最初几小时，一般很难通过传统心肌肌钙蛋白检测确定是否为急性心肌梗死，其局限性在于检测敏感度较低，且需延时 6 ~ 12h，多次采集血样进行测定才能确诊。高敏心肌肌钙蛋白检测能明显缩短确诊时间，有利于急性心肌梗死早期诊断。

Reichlin 等 [10] 比较了 4 种高敏心肌肌钙蛋白检测试剂盒与传统心肌肌钙蛋白 T 方法。4 种高敏心肌肌钙蛋白方法的曲线下面积为 0.95 ~ 0.96，明显高于传统心肌肌钙蛋白 T 方法的 0.90；对胸痛发作 3 h 内就诊的患者，4 种高敏心肌肌钙蛋白方法的曲线下面积为 0.92 ~ 0.94，明显高于传统心肌肌钙蛋白 T 的 0.76。这项研究表明高敏心肌肌钙蛋白的检测手段可显著改善急性心肌梗死的早期诊断水平，尤其对胸痛发作至入院时间短的患者。

Giannitsis 等 [11] 对初始心肌肌钙蛋白 T 阴性患者，在 3 和 6h 内分别再次采集血样，以第 99 百分位值为临界值，高敏心肌肌钙蛋白 T 检测在 3h 内的敏感度达到 100%；高敏心肌肌钙蛋白 T 检测值在 3 h 内增高 1 倍，其阳性预测值达到 100%。

近年来的临床研究也表明，高敏心肌肌钙蛋白检测可进一步缩短胸痛患者的诊断过程，2h 之内重复检测 1 次高敏心肌肌钙蛋白，对诊断和排除急性冠状动脉综合征的敏感度很高（97.5% ~ 99.7%）。

4.3.2 改善急性冠状动脉综合征的早期危险分层与预后评估

近来研究表明，高敏心肌肌钙蛋白检测不仅对急性心肌梗死的诊断更敏感，而且对急性冠状动脉综合征早期危险分层和预后评估也很有帮助。

Keller 等 [9] 分析比较了高敏心肌肌钙蛋白 I 与传统心肌肌钙蛋白 T 检测方法，表明高敏心肌肌钙蛋白 I 检测值高于正常高限，预示 30 天时预后不良。该研究结论是高敏心肌肌钙蛋白 I 检测改进了急性心肌梗死的危险分层。Mills 等 [22]报道，应用高敏心肌肌钙蛋白 I 能更好识别 1 年时心肌梗死再发和死亡的急性冠状动脉综合征风险。Bonaca 等 [23] 发现在 4 513 例非 ST 段抬高型急性冠状动脉综合征患者中，高敏心肌肌钙蛋白 I 超过正常高限者，30 天死亡和心肌梗死的危险较高敏心肌肌钙蛋白 I 正常者高 3 倍。

Celik 等 [24] 报道急性冠状动脉综合征患者高敏心肌肌钙蛋白 T 检测值高于正常高限预示未来心血管风险增加。Ndre-pepa 等 [25] 发现在非 ST 段抬高型心肌梗死患者中，高敏心肌肌钙蛋白 T 与传统检测方法相比，显著降低患者的死亡风险。Lindahl 等 [26] 同样发现高敏心肌肌钙蛋白 T 较传统方法能更好地预测新发心血管事件。但应该认识到，高敏心肌肌钙蛋白水平不是治疗决策的唯一依据，应结合患者整体的临床情况综合判断。

在有条件的医疗机构，同时检测高敏 C 反应蛋白和 B 型利钠肽 [27]，与高敏心肌肌钙蛋白水平相结合，可能提供更多急性冠状动脉综合征患者心血管危险分层的信息，但由于缺乏充足的临床医学证据支持，目前这两项检测数据仅供临床医师参考。

4.4 PCI 相关的心肌梗死

2007 年欧洲心脏病学会 / 美国心脏学院基金会 / 美国心脏协会 / 世界心脏联盟联合对急性心肌梗死重新定义，其中 4a 型为经皮冠状动脉介入治疗（PCI）相关心肌梗死。PCI 手术过程中，一方面不可避免地出现球囊扩张导致的心肌缺血，另一方面围手术期事件如远端栓塞、夹层、侧支阻塞等导致心肌损伤，都会出现心肌损伤标志物升高。在基线肌钙蛋白值正常的患者，PCI 术后心肌损伤标志物测定值升高大于参考值上限的第 99 百分位值，表示有围手术期心肌损伤，尽管尚缺乏坚实的科学依据，该定义仍建议：生物标志物升高＞第 99 百分位值的 3 倍，说明存在 PCI 相关的心肌梗死[28]。

PCI 术后升高的心肌肌钙蛋白与非 ST 段抬高型急性冠状动脉综合征的 30 天死亡率和长期心血管事件发生率相关[29]，但也有研究指出在 PCI 术后肌酸激酶同工酶正常的患者，心肌肌钙蛋白并不能提供更多的预测价值[30]。现阶段建议围手术期常规监测心肌肌钙蛋白，结合患者整体心血管风险和心肌肌钙蛋白检测值的变化，采取对应治疗策略。

随着各种高敏心肌肌钙蛋白检测系统的问世与临床应用，一方面为临床更早诊断急性心肌梗死，识别更多处于疾病潜在危险的患者提供了依据，从而大大提高急性心肌梗死的检出率；同时也使分析评估健康人群心肌肌钙蛋白水平成为可能。

高敏心肌肌钙蛋白检测方法提高了检测灵敏度，使更多以前诊断为不稳定型心绞痛者诊断为非 ST 段抬高型心肌梗死，以利于更早更积极地采取相应治疗措施，也使识别慢性结构性心肌损伤成为可能。随着高敏心肌肌钙蛋白广泛深入的临床应用，今后其应用范围可能超出心内科和急诊科范围。实现上述目标的前提是：高敏心肌肌钙蛋白检测的诊断界点一定要降到第 99 百分位值，否则"高敏"就无意义。

高敏心肌肌钙蛋白检测与临床应用方面仍有许多问题有待解决，包括参考范围及诊断界值的确认、检测方法的标准化、检测结果的合理解释与应用等，都还需要进一步临床研究进一步阐明 [5,31]。

参考文献

［1］中华医学会心血管病学分会. 不稳定性心绞痛和非 ST 段抬高心肌梗死诊断与治疗指南. 中华心血管病杂志 2007, 35:295-304.

［2］Farah CS, Reinach FC. The troponin complex and regulation of muscle contraction. FASEB journal : official publication of the Federation of American Societies for Experimental Biology 1995;9:755-67.

［3］Katus HA, Remppis A, Scheffold T, Diederich KW, Kuebler W. Intracellular compartmentation of cardiac troponin T and its release kinetics in patients with reperfused and nonreperfused myocardial infarction. The American journal of cardiology 1991;67:1360-7.

［4］Morrow DA, Cannon CP, Jesse RL et al. National Academy of Clinical Biochemistry Laboratory Medicine Practice Guidelines: clinical characteristics and utilization of biochemical markers in acute coronary syndromes. Clinical chemistry 2007;53:552-74.

［5］鄢盛恺. 高敏感心肌肌钙蛋白检测的临床应用. 中华检验医学杂志, 2011, 33:809-813.

［6］Vasile VC, Saenger AK, Kroning JM, Jaffe AS. Biological and analytical variability of a novel high-sensitivity cardiac troponin T assay. Clinical chemistry 2010;56:1086-90.

〔7〕 Apple FS, Collinson PO. Analytical characteristics of high-sensitivity cardiac troponin assays. Clinical chemistry 2012;58:54-61.

〔8〕 Weber M, Bazzino O, Navarro Estrada JL et al. Improved diagnostic and prognostic performance of a new high-sensitive troponin T assay in patients with acute coronary syndrome. American heart journal 2011;162:81-8.

〔9〕 Keller T, Zeller T, Peetz D et al. Sensitive troponin I assay in early diagnosis of acute myocardial infarction. The New England journal of medicine 2009;361:868-77.

〔10〕 Reichlin T, Hochholzer W, Bassetti S et al. Early diagnosis of myocardial infarction with sensitive cardiac troponin assays. The New England journal of medicine 2009;361:858-67.

〔11〕 Giannitsis E, Becker M, Kurz K, Hess G, Zdunek D, Katus HA. High-sensitivity cardiac troponin T for early prediction of evolving non-ST-segment elevation myocardial infarction in patients with suspected acute coronary syndrome and negative troponin results on admission. Clinical chemistry 2010;56:642-50.

〔12〕 Kurz K, Giannitsis E, Becker M, Hess G, Zdunek D, Katus HA. Comparison of the new high sensitive cardiac troponin T with myoglobin, h-FABP and cTnT for early identification of myocardial necrosis in the acute coronary syndrome. Clinical research in cardiology : official journal of the German Cardiac Society 2011;100:209-15.

[13] Hamm CW, Bassand JP, Agewall S et al. ESC Guidelines for the management of acute coronary syndromes in patients presenting without persistent ST-segment elevation: The Task Force for the management of acute coronary syndromes (ACS) in patients presenting without persistent ST-segment elevation of the European Society of Cardiology (ESC). European heart journal 2011;32:2999-3054.

[14] Apple FS. A new season for cardiac troponin assays: it's time to keep a scorecard. Clinical chemistry 2009;55:1303-6.

[15] 张春燕，宋凌燕，吴炯，等. 三种敏感的心肌肌钙蛋白 I 检测方法分析性能评价及临床应用比较. 中华检验医学杂志, 2010, 33:819-824.

[16] 宋凌燕，吴炯，宋斌斌，等. 高敏感方法检测心肌肌钙蛋白 T 的分析性能评价. 中华检验医学杂志, 2010, 33:814-818.

[17] Apple FS, Jesse RL, Newby LK et al. National Academy of Clinical Biochemistry and IFCC Committee for Standardization of Markers of Cardiac Damage Laboratory Medicine Practice Guidelines: analytical issues for biochemical markers of acute coronary syndromes. Clinical chemistry 2007;53:547-51.

[18] Omland T, de Lemos JA, Sabatine MS et al. A sensitive cardiac troponin T assay in stable coronary artery disease. The New England journal of medicine 2009;361:2538-47.

[19] Keller T, Zeller T, Peetz D et al. Sensitive troponin I assay in early diagnosis of acute myocardial infarction. The New England journal of medicine 2009;361:868-77.

[20] Aldous SJ, Richards AM, Cullen L, Than MP. Early dynamic change in high-sensitivity cardiac troponin T in the investigation of acute myocardial infarction. Clinical chemistry 2011;57:1154-60.

[21] Than M, Cullen L, Aldous S et al. 2-Hour accelerated diagnostic protocol to assess patients with chest pain symptoms using contemporary troponins as the only biomarker: the ADAPT trial. Journal of the American College of Cardiology 2012;59:2091-8.

[22] Mills NL, Lee KK, McAllister DA et al. Implications of lowering threshold of plasma troponin concentration in diagnosis of myocardial infarction: cohort study. BMJ 2012;344:e1533.

[23] Bonaca M, Scirica B, Sabatine M et al. Prospective evaluation of the prognostic implications of improved assay performance with a sensitive assay for cardiac troponin I. Journal of the American College of Cardiology 2010;55:2118-24.

[24] Celik S, Giannitsis E, Wollert KC et al. Cardiac troponin T concentrations above the 99th percentile value as measured by a new high-sensitivity assay predict long-term prognosis in patients with acute coronary syndromes undergoing routine early invasive strategy. Clinical research in cardiology : official journal of the German Cardiac Society 2011;100:1077-85.

[25] Ndrepepa G, Braun S, Schulz S et al. Comparison of prognostic value of high-sensitivity and conventional troponin T in patients with non-ST-segment elevation acute coronary syndromes. Clinica chimica acta; international journal of clinical chemistry 2011;412:1350-6.

[26] Lindahl B, Venge P, James S. The new high-sensitivity cardiac troponin T assay improves risk assessment in acute coronary syndromes. American heart journal 2010;160:224-9.

[27] Scirica BM, Sabatine MS, Jarolim P et al. Assessment of multiple cardiac biomarkers in non-ST-segment elevation acute coronary syndromes: observations from the MERLIN-TIMI 36 trial. European heart journal 2011;32:697-705.

[28] Thygesen K, Alpert JS, White HD. Universal definition of myocardial infarction. Journal of the American College of Cardiology 2007;50:2173-95.

［29］Napan S, Kashinath RC, Kadri S, Orig MN, Khadra S. Prognostic significance of preprocedural troponin-I in patients with non-ST elevation acute coronary syndromes undergoing percutaneous coronary intervention. Coronary artery disease 2010;21:261-5.

［30］Cavallini C, Verdecchia P, Savonitto S et al. Prognostic value of isolated troponin I elevation after percutaneous coronary intervention. Circulation Cardiovascular inter-ventions 2010;3:431-5.

［31］潘柏申 . 迎接高敏感方法检测心肌肌钙蛋白时代的到来 . 中华心血管病杂志 , 2011, 39:689-692.

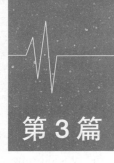

心脏急症时如何应用
高敏肌钙蛋白

欧洲心脏病学会心脏急症工作组生物标志物在心脏病应用研究组（欧洲心脏杂志 2012 年 6 月 21 日提前获得发表，doi:10.1093/eurheartj/ehs154）

新近已经发表了心肌肌钙蛋白在心脏急症应用的建议[1]。随后，高敏心肌肌钙蛋白 T 检测引入到日常临床实践[2]。与其它称为高敏的方法一样，这种检测方法可以在相当数量的无疾病人群检测到心肌肌钙蛋白浓度。可以检测到每升毫微克每升个位数范围（每毫升 1/4 皮克）的心肌肌钙蛋白，有些研究性检测方法甚至可以检测到不到每升 1 毫微克的浓度[2-4]。因此，为参考人群提供了更精确的心肌肌钙蛋白浓度第 99 百分位计算值（建议的参考上限值）。这些检测方法评估参考上限值的变异系数为 10%[2-4]。高敏心肌肌钙蛋白检测的高精确度提高了识别心肌肌钙蛋白随时间轻微变化的能力。目前应用的许多检测方法的参考上限值的第 99 百分位变异系数为 10%，因而限制了这种能力[5-7]。然而，不太精确的心肌肌钙蛋白检测方法不会导致急性心肌梗死有临床意义的假阳性诊断，并且参考上限值的第 99 百分位时变异系数为 20% 仍然可以被接受 [8]。

目前认为，如果应用适当，高敏心肌肌钙蛋白检测能够提高医疗质量。根据目前有限的证据，现提出临床解读检测结果的标准。

1 心肌肌钙蛋白与高敏心肌肌钙蛋白检测方法的比较

"敏感"和"高敏"往往是生产厂家因市场目的应用于描述其检测方法的术语。有些情况下，它反映了较同一厂家生产的前一代产品有更高的敏感性，而另一些情况时，其敏感性较市场上的大多数产品敏感性高。虽然何时应当应用"敏感"和"高敏"这些术语仍然没有一致意见，但是我们提议，无论是在生产厂家的研究室，还是在日常临床实验室 [11-19]，只要该心肌肌钙蛋白检测方法能够满足指南提出的分析标准，就应当标上"高敏" [1,9,10]，往往在实验室不能够证实生产厂家声称的检测精度（参阅表 3-1）。还应当注意，各种"高敏"检测方法之间的差异可以很大。在 50% 明显没有疾患的人群，新近的心肌肌钙蛋白检测方法不能检测到 [20]，而高敏检测方法则能够检测到，有些方法的检测率可以高达 90%[4,20,21]。此外，高敏心肌肌钙蛋白 I Singulex®、高敏心肌肌钙蛋白 T 和 Abbott® 高敏心肌肌钙蛋白 I 检测方法的报告提示，在男性和女性需要有不同的第 99 百分位值，但是这可能不适用于高敏心肌肌钙蛋白 I Beckman® 研究检测方法 [2,21-24]。

表 3-1　心脏肌钙蛋白检测用于常规诊断的分析评价数据的同行评议

公司／平台／分析	分析物	生产商提供的特点				同行评议已发表的数据		参考文献
		空白低限	检测低限	第 99 百分位数 (ng/L)	第 99 百分位数变异系数	第 99 百分位数 (ng/L)	第 99 百分位数变异系数	
Mitsubishi Chemical PATHFASTa	cTnI	8	未提供	29	5%	13	29%	11
Ortho VITROS Troponin I ES	cTnI	7	12	34	10%	13.34	52%, 20%	7, 12
Poche cobas/ E170 hs-cTnTb	cTnT	3	5	14	9%	14, 16.9, 13.5, 16	<10%, <10%, 9%	2, 13, 22, 23
Siemens Centaur Ultra	cTnI	6	未提供	40	9%	13, 21, 39, 60, 87	23%, 20%, 13%, <10%, <10%	5, 7, 15, 16
Siemens Dimension EXL	cTnI	17	未提供	45	10%	未提供	未提供	未提供
Siemens Stratus CSa	cTnI	30	未提供	70	10%	30, 70	32%, 10%	16, 17
Siemens VISTA	cTnI	15	未提供	45	10%	22	14%	18
Tosoh ST AIA-PACK	cTnI	60	未提供	60	9%	40	35%	19
Abbott Architect STAT high sensitivec	cTnI	1.2	3.4	16	5.6%	30, 24	未提供	40

cTnI：心肌肌钙蛋白 I；

cTnT：心肌肌钙蛋白 T。

与以前的心肌肌钙蛋白检测方法比较，高敏心肌肌钙蛋白检测的关键不同是敏感性增加，但只是在参考上限第 99 百分位附近时才明显。在此范围，临床解读高敏心肌肌钙蛋白浓度具有挑战性，但是检测的敏感性提高。有些（并非所有）研究证实，与过去的心肌肌钙蛋白检测方法比较，高敏心肌肌钙蛋白检测对在急诊科就诊患者的急性心肌梗死早期诊断准确性高 [25-27]。然而，由于采用旧的和新的心肌肌钙蛋白检测方法后的医疗决策范围不同，即 10% 变异系数限度与参考上限的第 99 百分位值不同，常常过度强调检测方法之间的不同，因此需要小心评估这些研究。这部分反映了临床医师不愿意采用敏感的决策限度，或许认为如果不能够采用变异系数 ≤ 10% 来评估参考上限值的第 99 百分位，必须采用变异系数大于 10% 的界限值作为诊断限度。然而，这种方法得不到指南的支持，因此，ESC/ACCF/AHA/WHF 心肌梗死通用定义工作组已经澄清这种错误概念 [8]。

然而，与旧的心肌肌钙蛋白检测方法相比，高敏心肌肌钙蛋白可能较早检测到心肌肌钙蛋白释放，因而提高早期诊断急性心肌梗死的敏感性 [25-27]。鉴于在日常临床实践中 [28]，尤其是在心血管疾病患者 [28-30]，常常检测到高敏心肌肌钙蛋白轻度升高，因此，仅仅有高敏心肌肌钙蛋白浓度升高，不足以诊断急性心肌梗死 [9]。此外，高敏心肌肌钙蛋白检测的敏感性高于传统检测方法，因此有可能存在分析干扰。这些干扰包括由于溶血或由于异嗜性抗体增加或由于高敏心肌肌钙蛋白 I 检测方法自身抗体减少，导致高敏心肌肌钙蛋白 T 浓度的特异性降低 [2,31]。

2 高敏心肌肌钙蛋白检测方法分析特征的关键的临床概念

①应当采用每升毫微克（每毫升 1/4 皮克）报告结果，高敏心肌肌钙蛋白检测的分析检测限度是在个位数字或小于个位数字；

②心肌肌钙蛋白检测值小于检测下限时，不应当以数字形式报告；

③采用参考上限第 99 百分位时分析变异系数 10%，高敏心肌肌钙蛋白检测方法对检测低浓度的准确性高；

④高敏心肌肌钙蛋白检测方法可以在相当大比例的人群中检测到心肌肌钙蛋白，因此采用参考上限值的第 99 百分位和其 99% 可信区间可以更精确计算；

⑤采用高敏心肌肌钙蛋白检测，有对分析干扰的担忧。因此，对这些潜在问题需要进行更深入的评估。

3 导致高敏心肌肌钙蛋白升高的非急性心肌梗死情况

在结构性心脏病患者，包括稳定性冠状动脉疾病患者，采用高敏心肌肌钙蛋白检测，常常见到其浓度升高超过参考上限值的第 99 百分位[32]。在稳定性心力衰竭患者，高敏心肌肌钙蛋白 T 的平均浓度为 12 ng/L，非常接近这种检测方法的参考上限值第 99 百分位的 14 ng/L[33]。在稳定型心绞痛患者，

高敏心肌肌钙蛋白 T 参考上限值的第 99 百分位值见于 37%
的有冠状动脉易损斑块的患者 [32,34]。人群研究显示，高达 2%
的一般人群表现为高敏心肌肌钙蛋白 T 升高大于参考上限值
的第 99 百分位 [28,35,36]。这些人或有稳定性冠状动脉疾病，或
有心力衰竭，或有肾功能衰竭，或有左心室肥厚，或者兼而
有之，反映了导致心肌肌钙蛋白释放的其他机制，包括缺血
[37]。因此，必须结合临床表现来解读提示心肌损伤伴坏死的
高敏心肌肌钙蛋白升高。然而，无论是什么原因，高敏心肌
肌钙蛋白值升高与多数临床情形下的临床不良结果相关，例
如在急性心肌梗死、稳定性冠状动脉疾病 [32,34]、慢性心力衰
竭 [29,33]、急性肺栓塞或慢性肺动脉高压 [38,39] 患者。

4 应用高敏心肌肌钙蛋白诊断急性心肌梗死

所采用标准的各种因素导致解读该领域文献的困难。其
中一个问题就是急性心肌梗死的诊断是根据敏感性不如高敏
心肌肌钙蛋白检测方法的检测方法做出，并且所采用的界限
值可能高于指南建议的界限值（参阅前述内容）[27,40]。其结
果是采用特异性较高，敏感性较低的非高敏心肌肌钙蛋白检
测导致与采用高敏心肌肌钙蛋白检测观察到的早期敏感性之
间的差异放大了。

有些患者因为其心肌肌钙蛋白值没有增高到超过不太敏
感检测方法的界限值，但是超过了高敏心肌肌钙蛋白检测方

法的界限值，可能没有被诊断为急性心肌梗死。如果这样，大量不稳定型心绞痛患者可能被归入急性心肌梗死类。此外，冠状动脉疾病并且有高敏心肌肌钙蛋白升高的患者，即使检测值没有明显变化，也可能被诊断为有急性心肌梗死。这一组患者可以占诊断为急性心肌梗死患者的 14%[41]。由于稳定型心绞痛患者可以有高敏心肌肌钙蛋白升高[32]，因此单纯采用高敏心肌肌钙蛋白值升高，就可能在急性心肌梗死这一类患者中包括了稳定性冠状动脉疾病患者。在确定诊断急性心肌梗死所必需的最短观察时间时，需要考虑所有这些情形。

多数现有的研究是在预先经过选择的有心脏症状的急诊科人群中完成，因此需要有在更复杂的人群进行的高敏心肌肌钙蛋白诊断效力的研究。研究设计影响心肌肌钙蛋白的敏感性或特异性、最佳采血方案和连续检测时绝对或相对变化最佳界限值的确定。统计学分析也是五花八门。多数研究根据操作接收特性分析这种均衡敏感性和特异性方法来确定最佳界限值，而其他研究则是优化特异性的界限值。选择急性心肌梗死诊断界限值变化的标准，会根据是需要提高特异性而降低敏感性，还是增加敏感性而降低特异性而不同。临床医师必须意识到在评估具体患者时的这种平衡。正因为如此，荟萃分析文献中的研究数据，困难重重。

5 连续检测时临床相关的高敏心肌肌钙蛋白变化

应用这种高敏检测方法的关键是在临床评估胸痛患者时需要连续监测来评估高敏心肌肌钙蛋白动态变化 [42,43]。然而，应当认识到，迄今任何变化标准的应用均与对急性心肌梗死的特异性增高有关，但是其代价是敏感性降低 [27,44]。应当清楚，动态变化并非对急性心肌梗死是特异的，而且也提示有新出现的心肌损伤伴坏死。

5.1 分析变异

ESC/ACCF/AHA/WHF 心肌梗死通用定义联合工作组和美国临床生化学会均建议，心肌肌钙蛋白值升高变化超过20%，提示再次心肌坏死 [9,43]。根据总分析变异系数 5% ～ 7%，这种 20% 的变化代表心肌肌钙蛋白有明显变化（与升高的基线浓度相关的变异标准差 >3）[43]。这是应用传统心肌肌钙蛋白检测方法唯一可以开发的指标。采用传统心肌肌钙蛋白检测方法，低精度假设不能有效应用于参考区间或参考上限值的第 99 百分位附近心肌肌钙蛋白浓度。根据基线和随访样本浓度的检测方法的变异系数，如果基线值在正常范围或稍微增高，即超过参考上限值的第 99 百分位，但是低于心肌肌钙蛋白检测值的 10% 变异系数，可能需要有超出分析变异的更大的变化（高达 100% ～ 200%）。在参考上限值第 99 百分位附近的高敏心肌肌钙蛋白检测值变化，也必须超过有临床意义的分析和生物学的联合变异。

5.2 高敏心肌肌钙蛋白的参考变化值

采用高敏心肌肌钙蛋白检测，人们目前可以检测生物学和分析联合变异。这就可以根据短期（每小时）和中期（每周）变异，计算所谓的"参考变化值"。仅仅对于参考个人可以计算这些值，但是生物学变异的理论是假设患者有同样的疾病过程。这些计算出来的参考变化值与检测方法和分析方法有关，因此现有的每一种心肌肌钙蛋白T或心肌肌钙蛋白I检测方法，都应当有自己的相应参考值。许多检测方法的短期参考变化值在 40% ～ 60% 范围内 [45-47]，但是一篇文献报道变化值高达 86%[48]。有关慢性心脏病临床稳定患者高敏心肌肌钙蛋白浓度短期和长期变异的资料非常有限 [49]，但是已经报道的变异是在健康人群范围。这些参考变化值是否应当应用于急性疾病患者，仍存在争议。然而，应当认识到，采用低于文献报告的参考变化值的变化标准，可能会包括某些变化可以用单独生物学和分析变异来解释的患者。一般，由于多数急性心脏事件患者有高敏心肌肌钙蛋白值大量和明显的变化（常常明显高于参考变化值），因此特别关注上限参考范围附近的检测值 [27,50,51]。相反，其他导致急性心肌坏死的疾病的变化，可以与急性心肌梗死相关的那些疾病重叠 [41]。很可能在轻微变化时（即在正常范围内与前次检测值比较，变化 ≤ 20%）就能够排除急性事件。但是如果临床情况模棱两可，并且预测是疾病的可能性高，有必要再次采血检测（参阅图3-1）。

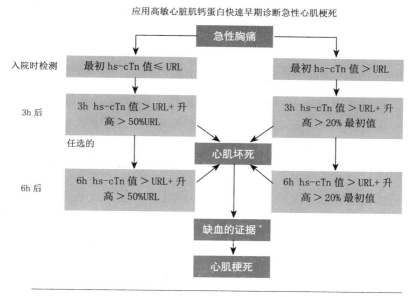

图 3-1　应用高敏心肌肌钙蛋白快速早期诊断急性心肌梗死的模式

值得注意，随着检测肌钙蛋白方法的不同，最初流程也各不相同。这种方法对诊断急性心肌梗死很灵敏，但临床医师也需选择更严格的标准以增加其特异性（详见正文）。

hs-cTn，高敏心肌肌钙蛋白；URL，参考值上限的第 99 百分位数。

*缺血的证据包括症状和 / 或新的心电图改变和 / 或新的影像学证据。

5.3 连续检测时高敏心肌肌钙蛋白值绝对或相对变化百分比的应用

　　新近的临床研究已经应用高敏心肌肌钙蛋白 T 检测，评估了心肌肌钙蛋白浓度百分比变化的诊断效力是否与绝对值变化不同 [44,51]。这些研究建议，高敏心肌肌钙蛋白 T 值的绝对增加（即 2h 内变化 >7 ng/L），优于较基线值的相对百分比变化 [44,51]。这种差异可能主要是由于患者在症状发作后就诊并且基线值较高的原因[51]。

图 3-1 是应用高敏心肌肌钙蛋白早期诊断急性心肌梗死的模板，主要是根据观察高敏心肌肌钙蛋白 T 相关文献的共识[2]。所提供的方法至少能够保证在分析变异以上的变化。重要的是要认识到，在亚急性期急性心肌梗死的患者，在 3 ～ 6h 期间高敏心肌肌钙蛋白的变化 <20%。该领域复杂，并且由于有关本内容有大量的文献，因此可能要调整图 3-1 中建议的变化标准。然而，仍需要分别评估这些高敏心肌肌钙蛋白检测的重要变化值，尽管实际数字可能明显不同，而涉及的原理相似。

6 应用高敏心肌肌钙蛋白检测方法的一般概念

6.1 连续检测时高敏心肌肌钙蛋白的检测时机

为了遵守心肌梗死通用定义[9]，至少需要检测两次高敏心肌肌钙蛋白来证实其动力学模式。根据新近发表的急性冠状动脉治疗指南，必须采用心肌肌钙蛋白检测方法，在就诊时和就诊后 3h 获得血样[42]。新近的证据提示，采用高敏心肌肌钙蛋白检测方法可以在就诊后 3h 内可靠地识别急性心肌梗死患者，敏感性高达 100%，阴性预测值高达 100%，提示可以缩短排除急性心肌梗死的观察时间[39,51,53]。然而，这些研究应用较早不太敏感的心肌肌钙蛋白检测方法作为金标准。采用高敏心肌肌钙蛋白 T 诊断急性心肌梗死的研究显示，有些患者需要至少 6h 做出肯定的诊断[41]。鉴于数据贫乏，建议在高度拟诊有急性心肌梗死但是就诊 3h 后高敏心肌肌钙蛋白没有明显增加的患者，再采一次血样（参阅图 3-1）。而且，在高敏心肌肌钙蛋白值增加的患者，必须记录到有明显变化，这就需要多检测几次。

6.2 高敏心肌肌钙蛋白浓度变化模式的评估

基线水平增高时检测值增加 20% 很可能是分析变异所致[9,43]。

对于高敏心肌肌钙蛋白 T 低于或接近参考上限值的第 99 百分位时，参考上限以上相对增加的部分至少 >50%，或者 2h 内高敏心肌肌钙蛋白 T 绝对增加 >7 ng/L，提示肌钙蛋白增高，可以准确诊断急性心肌梗死[44,51]

有关高敏心肌肌钙蛋白 I，新近发表的 1 项研究在预先选择的胸痛单元患者采用 Abbott@ 研究室高敏心肌肌钙蛋白 I 检测方法评估了系列变化，提示超过参考上限值第 99 百分位增加的部分 3h 内相对增加 >250%，可以准确诊断急性心肌梗死[40]。然而，这项研究中的诊断是根据临床标准和采用标准心肌肌钙蛋白检测方法的增高：超过参考上限值的第 99 百分位并且 6h 内变化 >20%。低百分比时敏感性更高。

其他的高敏心肌肌钙蛋白 I 检测方法可能需要不同的检测。根据现有的有关短期生物学变异的资料[10]，这些变化可能至少需要超过参考变化值的 50% 以上。

6.3 应用高敏心肌肌钙蛋白诊断急性心肌梗死

应当采用高敏心肌肌钙蛋白上限第 99 百分位值作为适当临床情况下诊断急性心肌梗死的界限值。需要系列检查来证实有意义的变化。将来需要根据不同的检测方法来确定男性和女性的不同界限值 [2,22-24]。

6.4 亚临床缺血性心脏病与高敏心肌肌钙蛋白基线值轻度升高

采用高敏检测方法，有些患者（例如老年人和糖尿病患者）由于结构性心脏病常见，因此可以有基线心肌肌钙蛋白浓度增高 [35,36,53]。一篇新近的文献报道，建议在 70 岁的患者采用更高的界限值（较参考上限值的第 99 百分位高 3 倍）来诊断急性心肌梗死 [51]。然而，无论应用何种界限值，重要的是必须区别，作为急性心肌坏死的指标，高敏心肌肌钙蛋白是否有明显升高和（或）降低。

7 临床常规应用高敏心肌肌钙蛋白总结

①采用第 99 百分位浓度作为心肌肌钙蛋白的参考上限；

②急性心肌坏死的诊断需要序列检测中有明显变化。在心肌肌钙蛋白基线浓度低值（第 99 百分位附近），连续检测的变化应当明显才能有临床意义，如果基线水平明显增高，则后续检测的变化至少要大于 20%（参阅图 3-1）。

③不再需要检测急性心肌坏死的其他早期标志物，例如

肌红蛋白或 CK-MB。

④应当在就诊时和间隔 3h 在拟诊急性心肌梗死的患者采血样。在就诊 3h 检测高敏心肌肌钙蛋白值没有变化但是临床仍然高度拟诊急性心肌梗死的患者，应当在就诊 6h 时再次检测高敏心肌肌钙蛋白。

⑤心肌肌钙蛋白是心肌坏死的标志物，而不是急性心肌梗死的特异标志物。只有在心肌肌钙蛋白升高和（或）降低并且有典型症状，和（或）提示心肌缺血的心电图改变，和（或）急性心肌缺血的影像学改变，才可以诊断急性心肌梗死。高敏心肌肌钙蛋白检测结果升高时，还应当考虑心肌坏死的其他原因（例如急性心力衰竭或心肌炎）。

⑥心肌肌钙蛋白值稳定或前后矛盾并且没有动态变化，可能提示慢性结构性心脏病。

参考文献

［1］Thygesen K, Mair J, Katus H,et al. Study Group on Biomarkers in Cardiology of the ESC Working Group on Acute Cardiac Care. Recommendations for the use of cardiac troponin measurement in acute cardiac care. Eur Heart J 2010;31:2197–2204.

［2］Saenger AK, Beyrau R, Braun S, et al. Multicenter analytical evaluation of a highsensitivity troponin T assay. Clin Chim Acta 2011;412:748–754.

［3］Zaninotto M, Mion MM, Novello E, et al. Precision performance at low levels and 99th percentile concentration of the Access AccuTnI assay on two different platforms. Clin Chem Lab Med 2009;47:367–371.

［4］Todd J, Freese B, Lu A, et al. Ultrasensitive flowbased immunoassays using single-molecule counting. Clin Chem 2007;53:1990–1995.

［5］van de Kerkhof D, Peters B, Scharnhorst V. Performance of Advia Centaur second-generation troponin assay TnI-Ultra compared with the first-generation cTnI assay. Ann Clin Biochem 2008;45:316–317. Lam Q, Black M, Youdell O, et al. Performance evaluation and subsequent clinical experience with the Abbott automated Architect STAT Troponin-I assay. Clin Chem 2006;52:298–300.

［6］Tate JR, Ferguson W, Bais R,et al. The determination of the 99th percentile level for troponin assays in an Australian reference population. Ann Clin Biochem 2008;45:275–288.

［7］Jaffe AS, Apple FS, Morrow DA,et al. Being rational about (im)-precision: a statement from the Biochemistry Subcommittee of the Joint EuropeanSociety of Cardiology/ American College of Cardiology Foundation/American Heart Association/World Heart Federation Task Force for the definition of myocardial infarction. Clin Chem 2010;56:921–943.

［8］Thygesen K, Alpert JS, White HD; Joint ESC/ACCF/ AHA/WHF Task Force forthe Redefinition of Myocardial Infarction. Universal definition of myocardial infarction. Eur Heart J 2007;28:2525–2538.

［9］Apple FS, Jesse RL, Newby LK, et al, for the NACB committeemembers and Apple FS, Christenson RH, Jaffe AS, et al, for the IFCC Committeeon Standardization of Markers of Cardiac Damage (C-SMCD). NationalAcademy of Clinical Biochemistry and IFCC Committee on Standardization ofMarkers of Cardiac Damage Laboratory Medicine Practice Guidelines: analyticalissues for biochemical markers of acute coronary syndromes. Clin Chem 2007;53:547–551.

［10］Di Serio F, Caputo M, Zaninotto M, et al. Evaluation of

analyticalperformance of the Pathfastw cardiac troponin I. Clin Chem Lab Med 2009;47:829–833.

[11] Laulu SL, Roberts WL. Performance characteristics of five cardiac troponin Iassays. Clin Chim Acta 2010;411:1095–1101.

[12] Chenevier-Gobeaux C, Meune C, Blanc MC, et al.Analytical evaluation of a high-sensitivity troponin T assay and its clinical assessmentin acute coronary syndrome. Ann Clin Biochem 2011;48:452–458.

[13] Collinson P, Clifford-Mobley O, Gaze D, et al. Assay imprecision and99th percentile reference value for a high-sensitivity cardiac troponin I assay. ClinChem 2009;55:1433–1434.

[14] Prontera C, Fortunato A, Storti S, et al. Evaluation of the analytical performance of the SiemensADVIA TnI ultra immunoassay. Clin Chem 2007;53:1722–1723.

[15] Christenson RH, Cervelli DR, Bauer RS, et al. Stratusw CS cardiac troponinI method: performance characteristics including imprecision at low concentrations.Clin Biochem 2004;37:679–683.

[16] Di Serio F, Amodio G, Varraso L,et al. Integration between point-of-care cardiac markers in anemergency department/ cardiology department and the central laboratory: methodologicaland preliminary clinical evaluation. Clin Chem Lab Med 2005;43:202–209.

［17］Arrebola MM, Lillo JA, Diez De Los Rios MJ, et al. Analytical performance of a sensitive assay for cardiac troponinI with lociTM technology. Clin Biochem 2010;43:998–1002.

［18］Pagani F, Stefini F, Micca G, et al. Multicenter evaluation of theTOSOH AIA-Pack second generation cardiac troponin I assay. Clin Chem 2004;50:1707–1709.

［19］Apple FS. A new season for cardiac troponin assays: It's time to keep a scorecard.Clin Chem 2009;55:1303–1306.

［20］Apple FS, Collinson PO. Analytical characteristics of high-sensitivity cardiactroponin assays. Clin Chem 2012;58:54–61.

［21］Giannitsis E, Kurz K, Hallermayer K, et al. Analytical validationof a high –sensitivity cardiac troponin T assay. Clin Chem 2009;56:254–261.

［22］Mingels A, Jacobs L, Michielsen E, et al. Reference population and marathon sera assessed by highly sensitivetroponin T and commercial troponin T and I assays. Clin Chem 2009;55:101–108.

［23］Venge P, Johnston N, Lindahl B, et al. Normal plasma levels of cardiac troponinI measured by the high-sensitivity cardiac troponin I access prototype assay andthe impact on the diagnosis of myocardial ischemia. J Am Coll Cardiol 2009;54:1165–1172.

［24］Reichlin T, Hochholzer W, Bassetti S, et al. Early

diagnosis of myocardial infarction withsensitive cardiac troponin assays. N Eng J Med 2009;361:858–867.

[25] Weber M, Bazzino O, Navarro Estrada JL,et al. Improved diagnosticand prognostic performance of a new high-sensitive troponin T assay in patientswith acute coronary syndrome. Am Heart J 2011;162:81–88.

[26] Keller T, Zeller T, Peetz D, et al. Sensitive troponin I assay in early diagnosis of acutemyocardial infarction. N Engl J Med 2009;361:868–877.

[27] Saunders JT, Mambi V, de Lemos JA, et al. Cardiac troponin T measured by a highly sensitive assay predictscoronary artery disease, heart failure, and mortality in the Atherosclerosis Risk inCommunities Study. Circulation 2011;123:1367–1376.

[28] Kawahara C, Tsutamoto T, Nishiyama K, et al. Prognostic role of high-sensitivity cardiac troponin T in patients withnonischemic dilated cardiomyopathy. Circ J 2011;75:656–661.

[29] Omland T, de Lemos JA, Sabatine MS, et al; Preventionof Events with Angiotensin Converting Enzyme Inhibition (PEACE) Trial Investigators.A sensitive cardiac troponin T assay in stable coronary artery disease. N EnglJ Med 2009;361:2538–2547.

[30] Zhu Y, Jenkins MM, Brass DA, et al. Heterophilicantibody

interference in an ultra-sensitive 3-site sandwich troponin I immunoassay.Clin Chim Acta 2008;395:181–182.

［31］Korosoglou G, Lehrke S, Mueller D, et al. Determinants of troponin release in patients withstable coronary artery disease: insights from CT angiography characteristics ofatherosclerotic plaque. Heart 2011;97:823–831.

［32］Latini R, Masson S, Anand IS, et al; Val-HeFT Investigators. Prognosticvalue of very low plasma concentrations of troponin T in patients with stablechronic heart failure. Circulation 2007;116:1242–1249.

［33］Ndrepepa G, Braun S, Mehilli J,et al. Prognostic value of sensitive troponin T in patients with stable and unstableangina and undetectable conventional troponin. Am Heart J 2011;161:68–75.

［34］de Lemos JA, Drazner MH, Omland T, et al. Association of troponin T detectedwith a highly sensitive assay and cardiac structure and mortality risk in the generalpopulation. JAMA 2010;304:2503–2512.

［35］de Filippi CR, de Lemos JA, Christenson RH, et al. Association of serial measures of cardiac troponin T using a sensitiveassay with incident heart failure and cardiovascular mortality in older adults. JAMA2010;304:2494–2502.

［36］White HD. Pathobiology of troponin elevations. J Am

Coll Cardiol 2011;57:2406–2408.

[37] Lankeit M, Friesen D, Aschoff J, et al. Highly sensitive troponin T assay in normotensive patients with acutepulmonary embolism. Eur Heart J 2010;31:1836–1844.

[38] Filusch A, Giannitsis E, Katus HA,et al. High-sensitive troponin T: a novel biomarkerfor prognosis and disease severity in patients with pulmonary arterialhypertension. Clin Sci (Lond) 2010;119:207–213.

[39] Keller T, Zeller T, Ojeda F, et al. Serial changes in highly sensitive troponin I assay andearly diagnosis of myocardial infarction. JAMA 2011;306:2684–2693.

[40] Hammarsten O, Fu ML, Sigurjonsdottir R,et al. Troponin T percentilesfrom a random population sample, emergency room patients and patients withmyocardial infarction. Clin Chem 2012;58:628–637.

[41] Hamm CW, Bassand JP, Agewall S, et al. ESC Guidelines for the management of acute coronary syndromesin patients presenting without persistent ST-segment elevation: The Task Force

[42] for the management of acute coronary syndromes (ACS) in patients presentingwithout persistent ST-segment elevation of the European Society of Cardiology(ESC). Eur Heart J 2011;32:2999–3054.

［43］Morrow DA, Cannon CP, Jesse RL, et al. National Academy of Clinical Biochemistrypractice guidelines: clinical characteristics and utilization of biomarkersin acute coronary syndromes. Clin Chem 2007;53:552–574.

［44］Reichlin T, Irfan A, Twerenbold R, et al. Utility of absolute and relative changes incardiac troponin concentrations in the early diagnosis of acute myocardial infarction. Circulation 2011;124:136–145.

［45］Wu AH, Lu QA, Todd J, et al. Short- and long-term biological variationin cardiac troponin I measured with a high-sensitivity assay: implications forclinical practice. Clin Chem 2009;55:52–58.

［46］Vasile VC, Saenger AK, Kroning JM, et al. Biologic variation of a novelcardiac troponin I assay. Clin Chem 2011;57:1080–1081.

［47］Frankenstein L, Wu AHB, Hallermayer K, et al.Biological variation and reference change value of high-sensitivity troponin T inhealthy individuals during short and intermediate follow-up periods. Clin Chem2011;57:1068–1071.

［48］Vasile VC, Saenger AK, Kroning JM, et al. Biological and analytical variability ofa novel high-sensitivity cardiac troponin T assay. Clin Chem 2010;56:1086–1090.

［49］Frankenstein L, Remppis A, Giannitsis E, et al. Biological variation of high sensitive troponin Tin stable heart failure

patients with ischemic or dilated cardiomyopathy. Clin
ResCardiol 2011;100:633–640.

[50] Apple FS, Pearce LA, Smith SW, et al. Role of
monitoringchanges in sensitive cardiac troponin I assay
results for early diagnosis of myocardialinfarction
and prediction of risk of adverse events. Clin Chem
2009;55:930–937.

[51] Mueller M, Biener M, Vafaie M, et al. Absolute and
relative kinetic changes of high-sensitivity cardiactroponin
T in acute coronary syndrome and in patients with
increased troponinin the absence of acute coronary
syndrome. Clin Chem 2012;58:209–218.

[52] White HD. Higher sensitivity troponin levels in the
community: what do theymean and how will the
diagnosis of myocardial infarction be made? Am Heart
J2010;159:933–936.

[53] Reiter M, Twerenbold R, Reichlin T, et al. Early diagnosis
of acute myocardial infarctionin the elderly using
more sensitive cardiac troponin assays. Eur Heart J
2011;32:1379–1389.